REIKI
ET REMÈDES FAMILIAUX

Les informations, indications et recettes présentées dans le présent ouvrage ont été soigneusement étudiées et retransmises en âme et conscience par l'auteur. Malgré tout, l'auteur et l'éditeur déclinent toute responsabilité en cas de dommages, de quelque nature qu'ils soient, qui résulteraient de l'utilisation ou de l'application directe ou indirecte des indications contenues dans le présent ouvrage.

Pour éviter tout malentendu, nous précisons que les illustrations figurant dans cet ouvrage représentent des personnages nus, vus de face ou de dos. Cette représentation a été choisie par souci de clarté mais ne signifie nullement que le récepteur d'un traitement de Reiki doive être dévêtu.

Titre original : Die Reiki Hausapotheke

ISBN : 2-85707-810-2

Walter Lübeck

REIKI
&
REMÈDES FAMILIAUX

Le Reiki
en traitement d'accompagnement
de plus de 40 affections
avec indication de
pratiques naturelles complémentaires

Traduit de l'allemand
par Anne Charrière

GUY TRÉDANIEL ÉDITEUR
65, rue Claude Bernard
75005 PARIS

Sommaire

Introduction

Ces dernières années, le système USUI du Reiki a connu un développement spectaculaire dans le monde entier, et plus particulièrement aux Etats-Unis et en Europe de l'ouest. Le temps est révolu depuis longtemps où seul existait un embryon de mouvement, impulsé par une poignée de Japonais engagés. Au début, tous étaient regroupés autour de la personne de Mikao USUI, qui avait redécouvert cette technique et en était devenu le premier Grand Maître. Après lui, son successeur, le docteur Chujiro Hayashi, reprit le flambeau autour de ses cliniques de Reiki.

Au début des années 80, il n'existait encore qu'un seul maître de Reiki, une femme, qui habitait et exerçait en Europe, mais aujourd'hui, l'Allemagne compte à elle seule un millier de maîtres de Reiki ! Parti d'un groupuscule d'ésotéristes marginaux, le Reiki est devenu, même pour des non initiés aux arcanes de la médecine, un sujet qui a réussi à se faire de plus en plus une place au soleil jusqu'à même intéresser la grande presse, la télévision, la radio. Les résultats thérapeutiques obtenus ainsi que la facilité et grande sécurité d'utilisation de cette technique expliquent probablement en grande partie son succès remarquable.

Il existe des dizaines de livres sur le sujet en langue française et des études sérieuses ont montré qu'en Allemagne 300 000 personnes au moins, parmi lesquelles beaucoup de profanes mais aussi de plus en plus de médecins, de praticiens des médecines naturelles, de masseurs, de kinésithérapeutes et de psychologues, suivent les cours du 1er Degré (cours de base) et du 2ème Degré (cours d'approfondissement). C'est ainsi que pour les raisons les plus diverses des cercles toujours plus grands s'intéressent au Reiki.

Or ceux qui ont participé à un premier cours de Reiki ne possèdent pas toujours pour autant le savoir médical ou énergétique suffisant pour pouvoir sans difficulté traiter une affection bénigne ou apporter un complément efficace au traitement d'un trouble plus sérieux. Par ailleurs, les professionnels de la guérison, qu'ils soient médecins ou praticiens de thérapies naturelles, commencent toujours par tâtonner un peu dans l'inconnu lorsqu'ils sont confrontés à la pratique concrète de cette énergie de vie universelle qu'est le Reiki.

C'est pourquoi, je me suis décidé à écrire un troisième ouvrage sur cette merveilleuse méthode de guérison. Mon premier livre, "Das Reiki Handbuch" (Le guide du Reiki, Windpferd Verlag), décrit en détail la théorie et la pratique du Reiki. Ce livre, (ainsi que d'autres indiqués dans la bibliographie commentée, à la fin du présent ouvrage), permet un approfondissement utile des méthodes évoquées ici. Mais nous serions sortis du cadre de ce premier ouvrage si nous avions voulu y intégrer toutes les applications spécifiques du Reiki, pour lesquelles la *Pharmacopée du Reiki* offre enfin un cadre adéquat.

Pour que le lecteur ait effectivement la satisfaction de trouver dans le présent ouvrage un grand choix d'informations nouvelles, je me suis volontairement limité à ne reprendre de mes publications antérieures sur le même sujet qu'un minimum absolument nécessaire d'informations. Ce livre est donc plein à ras bord d'un savoir nouveau ! C'est aussi la première fois qu'à ma connaissance un lien direct est établi avec autant de précision entre les applications du Reiki et l'alimentation. Pourtant, le sujet n'est pas nouveau. Le Dr. Chujiro Hayashi, deuxième Grand Maître de Reiki selon la tradition moderne, ne cessait d'étudier et de mettre en œuvre dans ses cliniques de Reiki au Japon, les moyens d'accroître encore davantage l'efficacité du Reiki en le combinant par exemple avec des régimes adaptés et des pratiques telles que l'hydrothérapie, ou en recourant à des moyens psychologiques.

Ainsi chacun, qu'il soit profane ou professionnel dans le domaine de la médecine, pourra tirer le meilleur parti des informations qui lui sont proposées ici et découvrira une nouvelle dimension du Reiki en tant que système de guérison.

Beaucoup de joie et de succès avec le Reiki : c'est ce que vous souhaite,

cordialement vôtre,

Walter Lübeck

Chapitre 1

Comment le Reiki guérit-il ?

Pour pouvoir appliquer le Reiki avec créativité et succès, même dans des circonstances difficiles, il est important de bien connaître les lois qui régissent le fonctionnement du Reiki. Ces lois sont valables pour tous les Degrés et pour toutes les applications, depuis l'imposition des mains selon le Reiki du 1er Degré jusqu'à l'initiation des maîtres et enseignants de Reiki, en passant par le traitement mental du 2ème Degré, et elles s'appliquent tout autant lorsqu'on veut combiner le Reiki avec d'autres méthodes telles que la guérison par les pierres précieuses ou l'aromathérapie.

Les sept lois de la guérison par le Reiki

• 1. Le Reiki est absorbé par l'*enfant intérieur** selon ses besoins, et orienté vers toutes les dysharmo-

* *L'enfant intérieur* est l'un des principaux niveaux fonctionnels de l'être humain. Il régit notamment le souvenir, les sentiments, la force de vie, les perceptions subtiles, la corporéité, le désir et la joie de vivre, la capacité à vivre ses relations avec autrui et le potentiel d'action subtil. Ses centres d'intervention sont ceux des sens et du corps. Les deux autres niveaux fonctionnels principaux sont le *Moi Supérieur*, qui régit l'apprentissage holistique, le développement de la personne et le plan de vie individuel, ainsi que le *Moi Intermédiaire*, qui agit sur la pensée abstraite et analytique, les habitudes, le travail sur les perceptions des sens telles que la vue, l'ouïe, l'odorat, etc. Il dirige en outre toute les actions sur le plan matériel. Le modèle présenté ici est tiré de l'enseignement des HUNAS, une tradition de guérison polynésienne, très ancienne. Des informations plus approfondies sont données à ce sujet dans mon ouvrage "Reiki — les voies du cœur", Editions Trédaniel.

nies de la personne, à tous les niveaux de son existence. Le Reiki ne peut jamais être imposé ou introduit de force dans l'être humain. Son efficacité n'est pas non plus fonction de la foi ou de la volonté consciente de la personne traitée. Il se propose à la personne traitée et peut être perçue par elle avec une intensité et des effets très variables. Ceci dit, je n'ai encore jamais vu dans ma pratique qu'un *enfant intérieur* rejette l'intégralité de l'énergie de vie universelle qui lui est proposée. Cependant, il peut arriver que cette énergie du Reiki ne parvienne pas à pénétrer dans une région donnée du corps, de l'âme ou de l'esprit et n'y soit acceptée qu'après un certain temps. Dans l'intervalle, ces régions semblent froides et incapables de réaction.

De quoi dépend-il que l'*enfant intérieur* se montre disposé à utiliser le Reiki pour lui-même ? D'une part, de l'utilité immédiate qu'il y voit pour sa guérison, à un moment donné. Ou pour le formuler autrement, de la mesure selon laquelle ses besoins sont satisfaits à un moment donné, en l'absence de symptômes. Chaque maladie véhicule pour l'intéressé un sens plus profond, lui donne l'occasion de devenir plus conscient, de laisser mûrir sa personnalité ou de créer un état d'équilibre, si précaire fût-il, qui lui permette de rester en état d'agir. Si l'*enfant intérieur* n'a pas, à un moment donné, la capacité de satisfaire un ou plusieurs des besoins décrits ci-dessus, il s'impliquera difficilement dans un processus de guérison.

Un autre facteur très important est la confiance dans le praticien, c'est-à-dire l'absence de peur et le sentiment d'être en sécurité et accepté dans la relation thérapeutique. La même chose vaut pour le traitement à soi-même ! Si l'*enfant intérieur* se fait toujours éconduire par le *Moi Intermédiaire*, dès qu'il manifeste son besoin de sensualité, de jeu, de joie de vivre, de plaisir, etc., il ne révélera pas si facilement les points les plus vulnérables de sa sensibilité, ses incertitudes et ses blessures. Là aussi, il faut d'abord que soit créée un nouveau rapport de confiance avant que le Reiki ne puisse s'écouler en quantités suffisantes. Il faut, par ailleurs, tenir compte aussi des conditions environnantes. Plus le client est assailli de stimulations extérieures, plus il se sent mal à l'aise dans la pièce où a lieu le traitement, et moins *l'enfant intérieur* se montrera réceptif au Reiki. De ces trois conditions, nous déduirons les règles suivantes pour une pratique concrète du Reiki :

— le Reiki soigne et guérit d'autant plus vite les maladies qu'elles se sont ancrées moins profondément dans la psyché du patient

— pour traiter avec efficacité des affections profondes, la conscience corporelle doit être profondément convaincue de l'économie que représente la guérison ; elle doit croire dans le fait que la guérison entraîne une amélioration ou du moins une conservation de l'état général de l'individu, par rapport à la satisfaction de ses besoins.

• 2. Le Reiki n'intervient pas directement sur le corps mais le stimule de façon qu'il acquière une conscience aussi étendue que possible de ses fonctions naturelles. Il ne se présente donc pas sous la forme d'une énergie au sens habituel du terme puisqu'il ne se caractérise pas d'après une qualité particulière telle que le yin ou le yang, ni ne peut être rattaché à un chakra donné. Il n'est donc pas polarisé et se présente plutôt sous la forme d'une information que l'on pourrait qualifier de "stimulatrice de la vitalité". C'est pourquoi il est indifférent que l'on utilise la main droite ou la main gauche lorsque l'on traite les différentes parties du corps. La polarité n'influe en rien sur la qualité du Reiki.

• 3. Le Reiki ne fait que stimuler les capacités de conservation et d'épanouissement de la vitalité du corps. il *n*'intervient *pas* directement sur le métabolisme ou la psyché. C'est pourquoi il faut, surtout lorsqu'il s'agit d'affections chroniques plus globales, ancrées dans la structure spirituelle du malade, veiller à d'autres apports complémentaires susceptibles de contribuer à sa guérison et à son épanouissement, tels qu'une alimentation appropriée, de l'eau en quantités suffisantes et d'une bonne qualité physique et énergétique, des stimulations adaptées à l'état de la personne, l'encourageant à apprendre davantage et à devenir plus consciente — sans oublier les "unités de caresse" nécessaires au bien-être de son âme et de son corps. De même qu'il faut un apport de l'extérieur vers l'intérieur, il faut aussi une production de l'intérieur vers l'extérieur qui stimule la guérison et l'épanouissement personnel. Cela suppose une purification du corps au sens le plus large, sans jamais toutefois aller au-delà des forces du malade. Enfin, il est important de prévoir une soupape sur mesure pour l'évacuation des sentiments accumulés.

Une fois tous ces éléments réunis, le succès de ce traitement holistique ne dépend plus que du degré de liberté avec lequel la personne laissera agir la créativité qui naît au cours d'un tel processus de guérison, ainsi que de la quantité d'exercice qu'elle donnera à son corps pour stimuler son métabolisme. Il s'agit donc d'accepter sans réserve la vie de son corps et de réaliser l'unification harmonieuse entre l'esprit, le corps et l'âme. Le Tai Chi Chuan, le yoga, le Qi Gong, la méthode Feldenkrais ou les exercices vibratoires que j'ai personnellement développés* sont autant de techniques douces et globales qui conviennent parfaitement à cet effet. Promenades et jogging (dans la détente, sans forcer) peuvent également être utiles. A éviter : des activités qui épuisent les forces de l'individu, créent des tensions, misent sur les performances.

L'importance de ce dernier point ne doit pas être sous-estimée. Car il constitue souvent un critère permettant de trancher, dans les cas difficiles, s'il est encore possible d'aller vers une guérison et ou un épanouissement de la personne.

• 4. Plus l'affection a pénétré profond dans la psyché, plus l'intéressé doit participer à la guérison, être consciemment motivé à changer, se montrer plus flexible et prêt à apprendre. De nombreuses traditions spirituelles ont développé la thèse selon laquelle l'énergie de vie s'écoule vers l'endroit où est dirigée — consciemment ou inconsciemment — l'attention du patient. Si pendant le traitement de Reiki, le client oriente sa pensée sur son trouble psycho-spirituel ou émotionnel et s'il nourrit le désir sincère de guérir d'une manière constructive, de dégager son être de l'impasse où il se trouve, alors grâce à cette attitude, le Reiki sera introduit dans les parties corporelles ou énergétiques bloquées et pourra y provoquer guérison et épanouissement.

---

* Pour plus d'information, se reporter à mon ouvrage "Guérir par l'aura", Editions Trédaniel.

• 5. L'action du Reiki est d'autant plus efficace qu'il rencontre un espace plus libre et plus vivant dans le corps, dans l'esprit et dans l'âme — selon l'expression : "Une main pleine n'attrape rien de neuf !" Dès lors, il n'est pas difficile de comprendre que des méthodes holistiques impliquant par exemple la suppression de certains blocages, l'utilisation de pierres guérisseuses, l'aromathérapie, les rituels chamaniques, les massages relaxants ou la psychothérapie contribuent à créer un terrain propice à l'action du Reiki. Sur le plan spirituel, il est par exemple possible de se créer un espace de liberté plus grand, dans la vie privée comme dans la vie professionnelle, en renonçant consciemment à des représentations ou à des opinions inhibitrices du développement personnel, ou en favorisant l'échange conscient et équitable d'énergies au plan spirituel*. Dans le même esprit, la dissolution des liens karmiques par l'harmonisation consciente des énergies, par des exercices de lâcher-prise ou par un travail de deuil, jouent un rôle des plus importants.

• 6. Toute guérison par le Reiki se réalise d'une manière naturelle, holistique. Au plan de l'âme, le processus de guérison s'effectue en trois étapes :

— "*Vérité*" — la guérison commence par la conscience. Généralement en lien avec la peur, la douleur et la souffrance.

— "*Amour*" — Opter pour la vitalité et aspirer à l'unité, c'est en général s'exposer à un chaud-froid de joies, de réalisations et d'espoirs d'un côté, d'incertitudes, de déceptions, de rechutes dans des habitudes

---

* Pour approfondir ce point, voir le chapitre correspondant dans mon livre "Das Tao des Geldes" ("Le tao de l'argent"), Windpferd Verlag.

morcelantes, génératrices de maladies, de l'autre côté. L'individu adopte alors une attitude toujours plus réaliste et finit par vraiment avoir les pieds sur terre.

— "*Sagesse*" — Elle permet enfin une utilisation créative, constructive et globalement stimulatrice de qualité de vie des ressources et des parties de la personnalité jusqu'ici méprisées et refoulées dans l'inconscient. A cette étape, le processus de guérison arrive à bonne fin.

Quelques explications supplémentaires sont nécessaires ici : avant de pouvoir réintégrer une partie refoulée ou méprisée de sa personnalité, la personne concernée doit d'abord devenir consciente de son "ombre" ainsi que de la nécessité que quelque chose en elle doit guérir. Bref, elle doit faire face à sa vérité. Chaque thérapie atteint vite ses limites si le malade ne collabore pas d'une manière responsable à sa guérison dans le champ qui lui est proposé. Il doit apprendre à considérer les parties non acceptées de lui-même et ses messagers, la maladie, comme des aides, dans la mesure où ces éléments sont une expression significative et adéquate de son être. Il doit être motivé à intégrer de la bonne manière leurs fonctions et leurs besoins à sa vie, mais aussi à les respecter et à s'identifier à eux avec amour et plaisir.

Le processus de guérison est accompli lorsque l'intéressé reconnaît et accepte avec amour, le talent, l'aide, l'opportunité d'un bonheur plus grand que renferme son ombre ainsi que la maladie qu'elle produit, et lorsqu'il s'en sert de manière holistique, constructive et créative pour son bien être propre comme pour celui de son entourage. Car alors, la maladie-signal qui lui enjoint "Développe-toi !" est devenue superflue. Au plan physique se déclenchent les phénomènes bien connus en médecines douces, *réactions de guérison, aggravations de départ* et *désintoxications*. Or ces réactions sont de nature à effrayer le thérapeute comme le patient si les tenants et les aboutissants n'en sont pas compris.

L'intérêt de la *désintoxication* est facile à comprendre. Si trop de substances toxiques et d'impuretés encrassent le corps, le métabolisme — qui est alimentation, renouvellement et communication génératrice de vie entre toutes les cellules — est inhibé. Si les substances inhibitrices de vie sont éliminées, tout fonctionnera beaucoup mieux. Mais si la quantité de "déchets" contenus dans l'organisme est trop importante, ce processus d'élimination peut parfois être très inconfortable. Pourtant, il est indispensable !

L'aggravation de départ peut elle aussi s'accompagner de souffrances et d'autres manifestations douloureuses, par exemple d'une plus grande vulnérabilité, de déplaisir, de dépression, de découragement, etc... Cela s'explique de la manière suivante : la maladie correspond à un manque d'énergie dans un organe ou dans un centre d'énergie.* L'énergie qui circule est très inférieure à celle qu'il faut pour garantir la vitalité d'un corps en bonne santé. Une action thérapeutique efficace se traduira par un apport d'énergie dans les zones atteintes. A présent, la souffrance, le mal, la fatigue, les tensions, la dépression qui étaient refoulés dans la partie malade deviennent sensibles. Comme si l'on réglait l'intensité d'une lampe au maximum. Si la lampe est

---

* Cela est également valable pour des maladies qui résultent d'un excès d'énergie car elles ne bénéficient pas de cette forme d'énergie qui répartit l'excès et en permet un écoulement sain.

réglée au minimum, on ne distingue presque plus rien dans la pièce. Plus elle éclaire, plus l'on voit avec précision le beau comme le laid. Or, si par ignorance de ce processus, une thérapie holistique était interrompue au moment où apparaissent ces aggravations de départ, les chances de guérison seraient annihilées par la même occasion.

Mais plus la thérapie est prolongée au-delà de cette phase d'aggravation de départ, plus l'énergie s'engouffre dans les zones de blocage. Et plus l'énergie vitale s'infiltre dans les blocages, plus les parties malades peuvent guérir et se régénérer. Car sans énergie, rien ne peut se passer ! Puis il arrive un moment où les conditions génératrices de maladie ont disparu, grâce à ce processus de fortification et de guérison constantes des parties atteintes. Ce processus dépend de la profondeur, de la persévérance et de la force de la motivation à guérir vraiment, avec toutes les conditions qu'implique la guérison pour le déroulement futur de la vie. A présent, la souffrance et la faiblesse quittent le corps qui, pendant le processus de guérison, avait été chargé de mobiliser toutes les réserves sur l'énergisation, la purification et la régénération des cellules, des organes et des tissus atteints. Etant donné que, au cours du processus de guérison, beaucoup de fonctions du corps, rendues inopérantes sous l'effet de la maladie, remettent à disposition de l'ensemble du corps l'énergie et les autres facultés qu'il avait demandé à d'autres parties d'assumer, le patient qui guérit par des procédés naturels éprouve un accroissement considérable, à la fois subjectif et objectif, de ses forces, de sa joie de vivre et de sa créativité dans tous les domaines.

• 7. Le Reiki ne peut pas soigner ce qui a été définitivement détruit. Seul un soutien aux fonctions corporelles encore revivifiables est possible, avec pour effet d'influencer positivement mais indirectement l'état général de la personne. Ainsi, des organes ou des parties du corps totalement morts ne sont pas régénérés ou seulement dans le cadre des possibilités de régénération propres au corps. Selon le cas, les effets d'une malformation de naissance ou d'une erreur génétique peuvent être atténués mais il est impossible de les guérir intégralement. Sur le plan énergétique, cela pourrait s'exprimer en ces termes : "si le double énergétique subtil qui porte la structure physique matérielle, c'est-à-dire si le corps éthérique est perturbé dans ses vibrations par une maladie telle que le cancer au point que les parties saines ne parviennent plus à revitaliser et à régénérer les parties en dysharmonie, alors le Reiki ne peut plus guérir. Tout au plus fera-t-il disparaître des sentiments de désespoir et d'absurdité et stimulera-t-il à la place un sentiment de paix et d'unisson avec la force créatrice, permettant ainsi une mort douce et paisible.

Voici un cas qui illustre ce propos : un client qui souffrait du SIDA a traversé l'épreuve douloureuse d'un processus de développement personnel et d'un apprentissage intensifs, porteurs de sens nouveau. Il a vraiment réussi à saisir la globalité de sa problématique et à y travailler jusqu'à éliminer toutes les causes saisissables par une conscience humaine, qui justifiaient la présence de la maladie Et pourtant, il meurt. Car sa structure éthérique avait déjà été atteinte trop profondément par la maladie pour pouvoir se régénérer. Seul celui qui accepte sur ce plan la réalité d'une renaissance, d'une vie après la mort et d'une mission d'apprentissage spirituel pour les hommes, peut saisir toute l'importance d'un accompagnement holistique des mourants. Or, le Reiki peut apporter beaucoup de bienfaits sur ce plan.

Le Reiki agit donc d'après ces sept principes de base. Pour terminer, je voudrais encore souligner le fait que le Reiki ne génère *jamais* de dysharmonies ou de maladies. Dans des cas exceptionnels, certaines applications peuvent toutefois entraîner des risques, lorsqu'il y a interaction entre le Reiki et d'autres facteurs (médicament chimique perçus par le corps comme un poison) mais jamais lorsque le Reiki est employé seul. Le Reiki n'est autre que vie, amour. Ces qualités ne peuvent pas être administrées en excès. Je remarque toutefois que les personnes qui ont le plus besoin de vie et d'amour ont souvent très peur de devenir plus vivantes et plus aimantes et risquent d'avoir au départ une réaction de rejet par rapport au Reiki.

Le traitement complet

Le grand remède du Reiki est le traitement complet. Les positions correspondantes sont indiquées aux pages 20 et 21. La règle de base est la suivante :

Les troubles aigus, délimités avec précision (blessures, contusions, etc.) se traitent à l'endroit du symptôme. Les troubles chroniques ou affectant des zones étendues du corps ou liés à des aspects psychiques nécessitent un traitement complet régulier.

Les traitements complets abrégés présentés dans ce livre ont chaque fois la même portée que le traitement complet long correspondant. C'est seulement lorsque le traitement complet abrégé reste sans effet qu'il est conseillé d'employer la forme longue — du moins en alternance — pour s'assurer des chances de guérison optimales. Chaque position du traitement complet doit être maintenue pendant au moins trois minutes. Plus longtemps ne fait pas de mal !

Positions spéciales

J'appelle positions spéciales*, dans le cadre du système de guérison du Reiki, toutes les façons d'imposer les mains sur des parties du corps pour faire circuler le Reiki avec une efficacité accrue vers une dysharmonie donnée — soit directement, soit par l'intermédiaire de zones réflexes. Les positions spéciales sont généralement appliquées après un traitement complet long ou abrégé. Souvent, il est utile de les appliquer dans l'intervalle entre deux séances.

A la différences des positions du traitement complet, les positions spéciales sont appliquées beaucoup plus longtemps, au moins pendant 10 à 20 minutes. Leur efficacité est maximale si elles sont appliquées en lien avec un traitement complet et elles ne suffisent pas en général, à elles seules, à traiter une maladie chronique ou un trouble plus profond. Un tel état nécessite, comme nous l'avons déjà indiqué plus haut, l'une ou l'autre forme de traitement complet, complétée, le cas échéant, par des positions spéciales appropriées. Dans mon "Manuel du Reiki", je décris de nombreuses positions spéciales, par ordre alphabétique des symptômes.

---

* Pour plus d'explications, se reporter à mon livre "das Reiki-Handbuch" (Le manuel de Reiki), Windpferd Verlag.

Les lecteurs désireux d'approfondir cet aspect y trouveront d'abondantes indications.

Médicaments

Le Reiki stimule le métabolisme et donc aussi les fonctions de désintoxication du corps. Cet effet souhaitable risque toutefois de s'accompagner de problèmes, qui restent néanmoins, dans les rares cas où ils se présentent, des problèmes mineurs.

Il est donc essentiel de savoir si au moment du traitement de Reiki, le patient absorbe des médicaments dont la teneur dans le sang ne doit pas dépasser une concentration donnée. En effet, s'ils sont absorbés plus vite que prévu (parce que le fonctionnement de certains organes tels que le foie ou les reins a été accéléré par le traitement de Reiki), des conséquences dangereuses pour la vie du patient ou des dommages graves pour sa santé peuvent en résulter.

C'est une question à laquelle seul le médecin traitant peut répondre. L'idéal est que le praticien de Reiki collabore sur cette question avec le médecin traitant. Si ce dernier est informé du fait que le corps du patient fonctionne mieux et qu'il devient plus à même d'éliminer les toxines, il peut doser les médicaments en conséquence. Ainsi, pourra-t-il parer au danger évoqué.

Avec le temps, le corps de l'intéressé devient plus sensible, plus sain aussi dans son ensemble. Il peut donc réagir à des doses plus petites du médicament. Le médecin traitant — et lui seul ! — peut réduire progressivement les doses au fur et à mesure qu'il constate une amélioration de la santé du patient.

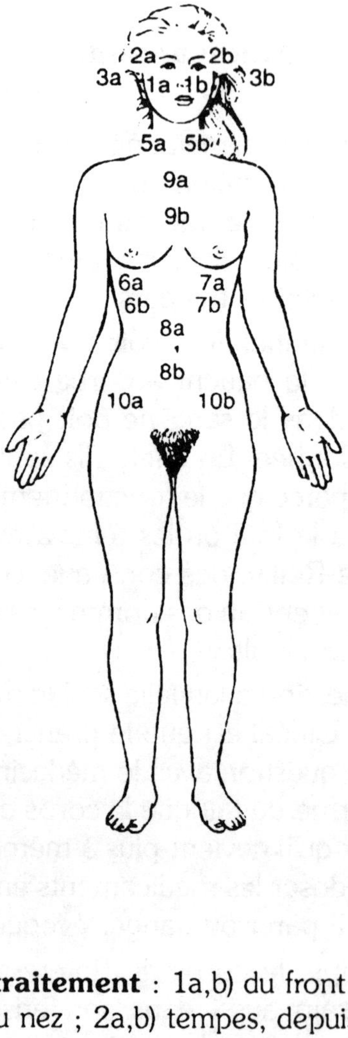

Positions du traitement : 1a,b) du front jusqu'aux dents, parallèlement au nez ; 2a,b) tempes, depuis les pommettes vers le haut ; 3a,b) oreilles ; 4) occiput ; 5a,b) avant du cou (sans poser les mains) ; 6a,b) foie, bile ; 7a,b) rate, pancréas ; 8a,b) une main au-dessus du nombril et l'autre en dessous ; 9a,b) thymus, cœur ;

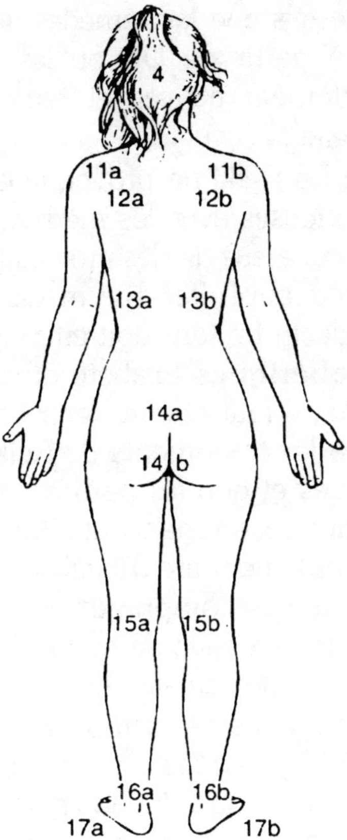

Positions du traitement : 10a,b) V du bassin, poser les mains en forme de V entre l'os iliaque et le pubis ; 11a,b) entre omoplates et épaules ; 12a,b) omoplates ; 13a,b) reins ; 14a,b) sacrum, sous le coccyx en direction du périnée ; 15a,b) creux du genou ; 16a,b) encercler les chevilles ; 17a,b) plantes des pieds, orteils jusqu'au milieu du pied.

Moins la charge de médicaments qui pèse sur l'organisme du patient est grande, plus celui-ci pourra accélérer sa guérison. Des médicaments à action surtout énergétique tels que les remèdes floraux de Bach, l'homéopathie à partir de D6 ou les produits spagiriques sont fortement activés et renforcés dans leur action par le Reiki*.

Attention : Le Reiki ne provoque jamais d'interactions dysharmonieuses avec les médicaments. Ce n'est que lorsque le processus de désintoxication est accéléré et que par conséquent l'effet d'un médicament est diminué, que le médecin traitant doit être vigilant !

Chez les **diabétiques** (diabète du sucre) qui prennent de l'insuline, il faut encore tenir compte du point suivant : lorsque les traitements de Reiki commencent à devenir efficaces et que les parties du pancréas productrices d'insuline recommencent à travailler, il se peut qu'un apport supplémentaire d'insuline par des moyens extérieurs tels que des comprimés ou des piqûres provoque une teneur excessive de ce produit dans le sang et entraîne des troubles de santé.

Il est donc indispensable d'informer le médecin traitant du fait que le pancréas du patient s'est probablement régénéré, afin qu'il lui indique les mesures à observer. Chez les malades du diabète qui sont atteints depuis leur jeunesse, il est rare que le pancréas puisse se régénérer, parce qu'il y a généralement eu destruction à ce niveau. Mais dans le cas d'un diabète apparu avec l'âge, il est souvent possible d'obtenir une certaine régénération du pancréas si le Reiki est appliqué régu-

---

* Pour plus de renseignements sur ce point important, se reporter au chapitre "Le Reiki et les médicaments" dans mon livre "Reiki-Handbuch" (Manuel de Reiki), Windpferd Verlag.

lièrement à des doses bien définies. C'est donc un cas où le médecin traitant doit être particulièrement vigilant !

Autres points méritant encore une attention particulière lors d'un traitement de Reiki

Même un novice peut en général appliquer le Reiki sans risques. Deux points, toutefois, sont à observer, même si, dans la pratique, ils ne sont que très rarement source de dysharmonie.

1. Ne jamais traiter *directement la colonne vertébrale* entre le point qui se trouve juste au-dessus du sacrum jusqu'à celui qui se trouve juste en dessous de la vertèbre cervicale proéminente, c'est-à-dire que les mains ne doivent pas reposer dans cette région pendant un temps prolongé (plus de quelques minutes) ou de façon *régulière, avec l'intention de donner un traitement de Reiki*. Dans ces parties de la colonne vertébrale sont logés des récepteurs subtils. Ces récepteurs signalent la présence de la force d'amour dans différents chakras principaux lorsque celle-ci est suffisante pour que l'énergie de la kundalini (forme très puissante d'énergie de vie polarisée) soit envoyée depuis le chakra racine où elle est rassemblée vers toutes les parties du corps. Or le Reiki *est* énergie de vie et d'amour — venue de l'extérieur. Introduite au mauvais endroit, elle peut produire un message erroné et faire monter la kundalini prématurément (ce cas est extrêmement rare). Comme ce processus peut entraîner des problèmes physiques et psychiques sérieux, il est prudent de s'abstenir de traiter au Reiki cette partie de la

colonne vertébrale. Pour harmoniser la colonne vertébrale, il existe beaucoup d'autres moyens très efficaces et sûrs qui sont décrits par exemple dans mon *Manuel du Reiki*.

2. Les personnes *très faibles* doivent d'abord être fortifiées par des traitements courts (5 à 10 minutes, selon le niveau de réaction) appliqués sur la plante des pieds et par d'autres mesures, à déterminer par le médecin ou le praticien de médecines douces traitant, de façon à les préparer à supporter sans trop de difficultés les effets du processus de guérison. Toute méthode de guérison qui repose sur des principes naturels provoque des aggravations de départ plus ou moins fortes et des réactions de désintoxication consommatrices d'énergies, jusqu'à ce que le rétablissement soit effectif. Une fois de plus, le médecin traitant devrait être tenu informé et une collaboration étroite avec lui est vivement recommandée !

Chapitre 2

Alimentation et Reiki

Le chapitre précédent vous a familiarisé avec l'idée que le traitement par le Reiki obéissait à certaines lois.

Dans le présent chapitre, je voudrais montrer comment, dans la pratique, l'alimentation et le Reiki s'allient admirablement bien l'un à l'autre.

Déjà le Docteur Chujiro Hayashi, deuxième Grand Maître de Reiki des temps modernes, prescrivait dans ses cliniques des régimes spécialement étudiés, et Hawayo Takata, son élève et successeur au titre de Grand Maître, attribuait elle aussi une grande importance à l'alimentation.

Comment fixer un régime adéquat ? Et comment quelqu'un qui n'a pas étudié des années durant les différentes théories de l'alimentation peut-il conseiller ses malades ? Il est certain qu'il n'est pas possible, dans le cadre de ce livre, de communiquer au lecteur tout ce qu'un conseiller holistique en alimentation devrait savoir. Mais le plus souvent, il suffit de quelques règles simples pour éliminer les erreurs les plus grossières qui se sont glissées dans une alimentation. En cas de doute ou de maladie plus grave, il est évidemment recommandé de rechercher le conseil d'un diététicien expérimenté. Toutefois, pour ce qui est des remèdes familiaux, je voudrais vous faire quelques propositions :

Douze règles
pour une interaction optimale
entre alimentation et Reiki
à des fins thérapeutiques

• 1. Chaque régime ne vaut que pour la durée de la guérison. Une fois le processus de guérison achevé, le régime devient superflu, voir nocif !

• 2. Le régime ne doit pas être composé selon des critères rigides et dogmatiques mais doit pouvoir évoluer en fonction des besoins et des particularités de chaque malade au cours de sa maladie.

• 3. Au début d'un processus de guérison, il est souvent nécessaire de briser un certain nombre de cercles vicieux* introduits dans l'alimentation, car ceux-ci risquent d'entraver la guérison :

a) Cercle vicieux du sel
b) Cercle vicieux du sucre
c) Cercle vicieux de la caféine
d) Cercle vicieux de l'alcool
e) Cercle vicieux des protéines

---

* Cercle vicieux, dans la mesure où la denrée en question ne permet pas une vraie alimentation, soit parce qu'elle n'y est pas destinée, soit parce qu'elle est déjà présente en quantités suffisantes dans l'organisme. Un apport supplémentaire surcharge l'organisme mais continue à être demandé en raison de mécanismes psychiques. Ce n'est qu'après avoir brisé cette accoutumance que le corps peut retrouver un appétit naturel, facteur de santé.

Il existe bien entendu d'autres cercles vicieux dans l'alimentation mais leur prise en compte dans ce contexte nous conduirait trop loin. De plus, leur rôle dans la guérison des maladies en conjonction avec le Reiki, est beaucoup plus limité.

Le cercle vicieux du sel : il résulte évidemment d'une surconsommation chronique de sel. On sale trop ou préfère automatiquement des plats très salés. Ceci entrave souvent les processus de désintoxication des tissus et gêne le métabolisme. Dans le cadre des remèdes familiaux, ce cercle vicieux est facile à rompre. Pendant deux jours (pas plus, pour ne pas créer des symptômes de carence), *ne vous nourrissez que de melon d'eau*. A volonté ! — le plus sera le mieux. Le melon d'eau contient des substances naturelles qui aident à éliminer les dépôts de sel et son eau vivante favorise l'élimination des impuretés. Vous sentez vite que ça fonctionne au goût salé qui apparaît dans la bouche et qui provient d'une élimination accrue de sel. Boire en premier lieu de l'eau, de préférence non gazeuse et ne contenant que peu de sodium. Des quantités réduites (une à deux tasses) de café noir, de thé, de maté ou de tisane de mélisse sont permises en complément. Bien sûr sans lait ni sucre ou autres édulcorants. D'après les informations dont je dispose, ces substances entravent dans nombre de cas le fonctionnement du métabolisme.

A qui ce régime s'adresse-t-il ? A tous ceux qui mangent souvent au restaurant ou à la cantine et sont amenés à consommer des quantités importantes de fromage, de viande, de chips, de frites, de légumes contenant des acides lactiques ou qui salent fortement leurs plats.

Le cercle vicieux du sucre : ce cercle vicieux est celui d'une surconsommation de sucres et de produits à base de farine blanche qui surchargent le pancréas et rendent plus difficile le métabolisme. Il sera brisé par un à trois jours de cure de raisin (la durée dépend de l'importance du besoin en sucre).

Attention ! Ce conseil n'est pas valable pour des diabétiques !*

Le raisin contient des substances qui aident à éliminer le sucre. Boissons comme en a). Après ce régime, lorsqu'une envie de sucré vous vient, ne manger que des sucres complets et abstenez-vous de consommer des produits à base de farine blanche pour ne pas raviver le cercle vicieux.

Pour qui ce régime est-il souhaitable ? Pour tous ceux qui consomment volontiers et régulièrement du sucre, des sucreries, de la limonade, des produits à base de farine blanche ou des aliments dégradés par l'adjonction de sucre. Demandez à votre association de consommateurs locale la liste des aliments et denrées flatteurs du goût et qui contiennent du sucre, et découvrez sous combien de formes différentes le sucre se dissimule dans les aliments transformés. Vous serez étonnés !

---

* Les diabétiques peuvent se guérir de manière aisée et durable d'une envie de sucre en suivant une cure homéopathique ou en employant des élixirs floraux de Bach. Beaucoup d'autres choses s'amélioreront par la même occasion. Une telle cure doit être prescrite par un médecin homéopathe ou un spécialiste des médecines douces. Vous trouverez des adresses dans les pages jaunes ou auprès des organismes spécialisés.

Le cercle vicieux de la caféine pèse sur de nombreuses parties du métabolisme, de la digestion, du système urologique et surtout sur le système nerveux. Il existe beaucoup plus de dépendances au café et au thé noir que vous ne vous l'imaginez.

Pour en sortir, il faut procéder de la manière suivante : commencez par prendre trois semaines environ pour passer du café "normal" au café biologique ; en préparant ce dernier d'une nouvelle façon. Au lieu d'utiliser la méthode au filtre qui s'est généralisée de nos jours, choisissez une mouture plus grossière et directement dans la cafetière, versez dessus de l'eau portée à ébullition que vous aurez laissé refroidir quelques instants.. Puis versez le café dans la tasse à l'aide d'une passoire. Le café préparé de cette façon est beaucoup plus digeste et peut même, s'il est savouré par petites quantités, accroître votre bien être, car il stimule la digestion. Dans les temps anciens, c'est ainsi qu'il était préparé et il pouvait alors être utilisé comme un médicament efficace contre diverses maladies.

Si le café n'est pas encore devenu une drogue pour vous, il est bon de le préparer de cette manière et de le consommer avec modération pour ne jamais tomber dans le piège de l'accoutumance. Puis prenez encore trois semaines pour passer au thé noir biologique non traité. Poursuivez la cure avec trois semaines au thé vert, si possible également de culture biologique.

Continuez ensuite pendant un même laps de temps avec de la tisane de gingembre. Vous vous procurerez à cet effet une racine sèche de gingembre que vous trouvez sur certains marchés (africains p. ex.), dans les magasins chinois ou parfois dans les boutiques de diététique et à la pharmacie Grattez l'équivalent d'une bonne pointe de couteau de cette racine. Ebouillantez cette poudre avec une eau qui a refroidi pendant trois minutes après avoir été portée à ébullition. Ces trois minutes de refroidissement permettent de conserver certaines substances actives importantes de la racine. En fait, toutes les tisanes devraient être préparées de cette manière.

Pendant ce temps de transition, veillez à prendre davantage de vitamines C, E et B, de potassium (sous forme par exemple de banane, de sésame et de levure diététique) et de lécithine. Avant de vous endormir, prenez pendant toute la durée de la "cure", une à deux tasses de tisane à la mélisse. De préférence en utilisant des feuilles fraîches et en la préparant de la même manière que la tisane de gingembre décrite plus haut. Beaucoup de symptômes tels que les troubles du sommeil, l'irritabilité, la nervosité, le manque de concentration, l'hyper— ou l'hypotension, une agressivité excessive, la fatigue diurne ou les irritations gastriques disparaîtront ou s'atténueront par ce simple changement de boisson.

Pour qui ce régime est-il souhaitable ? Pour tous ceux qui boivent très régulièrement du café ou du thé noir et ne peuvent s'en passer le matin "pour se réveiller" ou dans la journée pour "carburer".

Le cercle vicieux de l'alcool, lorsque la dépendance n'est pas trop installée, peut se guérir en choisissant une alimentation saine et équilibrée et en brisant les cercles vicieux du sucre et des protéines. Si au bout de six semaines d'une alimentation saine et d'efforts de volonté, le malade ne réussit pas à renoncer à l'alcool, il faut que la dépendance soit brisée avec l'aide de spécialistes. Une cure homéopathique associée à une psychothérapie ont déjà fait plus d'un miracle dans ce domaine. Les reproches à soi-même, la culpabilité ou des attitudes du type "j'y arriverai par moi-même" ou "l'amour guérit tout" ne sont d'aucun secours et ne font qu'aggraver la situation. Des séances régulières de Reiki, si possible quotidiennes, avec la méthode mentale du second Degré et des positions choisies, avec en parallèle une alimentation équilibrée, contribueront toujours à une réussite rapide et durable des autres méthodes employées.*

Le cercle vicieux des protéines conduit à un encrassement et à une acidification des tissus. Ceci se répercute négativement sur le métabolisme et crée un terrain favorable à l'éclosion de nombreuses maladies. Vous pouvez le briser en ne consommant un jour que de l'ananas (attention ! veillez à ne prendre que des fruit mûrs. Des fruits non mûrs irritent la bouche et l'estomac ! Le commerçant compétent saura vous conseiller et vous fournir la qualité de fruits dont vous avez besoin), le jour suivant que des mangues ou des kiwis ou des pommes (toujours avec les pépins et le trognon, qui contiennent des quantités importantes d'agents actifs). Après cette cure, prévoir tous les dix jours un jour à l'ananas ou à la fraise. Entre ces jours monofruit, veuillez ne consommer ni viande, ni fromage, ni fromage blanc, ni lait. Du poisson et de la volaille en

---

* Les Alcooliques Anonymes (association d'origine américaine) et d'autres associations aidant l'individu à se prendre lui-même en charge sont aujourd'hui de plus en plus répandues. Elles réalisent un travail efficace et concret. Nous conseillons à l'intéressé ainsi qu'à ses proches de prendre contact avec elles pour la prise en charge de sa désintoxication et des problèmes liés à sa dépendance à l'alcool.

petites quantités ainsi que du yaourt, du kéfir, du seitan et des produits à base de soja biologique sont autorisés. Ne pas ajouter de sel ou de succédané de sel. Prenez à la place des herbes aromatiques en abondance. Surtout, consommez des fruits, des légumes et des céréales. Ce régime est également bénéfique pour la ligne et aide à perdre des kilos superflus d'une manière naturelle. Appliquée une fois par an, sur une période d'un à deux mois, cette "cure" vous fera beaucoup de bien. Choisissez un moment sans stress et appliquez régulièrement le Reiki pendant cette période.

Pour qui cette cure est-elle souhaitable ? Pour tous ceux qui mangent régulièrement beaucoup de viande, de produits laitiers non fabriqués à partir de lait cru ou qui consomment beaucoup de poisson, de crustacés ou de volaille.

• 4. Quel que soit le régime appliqué, veillez toujours à absorber suffisamment de liquide. Ne pas boire aux repas mais au plus tard une dizaine de minutes avant ou deux à trois heures après. Ceci facilite la digestion. De cette façon, vous atténuez ou soignez à moyen terme de nombreux troubles du métabolisme et de la digestion. Un adulte a besoin de 1,5 à 2 litres de liquide par jour. Dans la mesure du possible, l'eau sera dépourvue de gaz carbonique En mangeant régulièrement des fruits et des légumes à haute teneur en eau, on peut se contenter des deux tiers voire de la moitié de ce volume d'eau. Le café, le thé noir, la bière, les tisanes, les jus de fruits et de légumes sont avant tout destinés à flatter le goût et non pas à assurer l'approvisionnement direct du corps en liquides. L'eau proviendra de préférence d'une bonne source. L'eau de ville n'est pas toujours à recommander de nos jours, pour diverses raisons. Une eau magnétisée ou dynamisée d'une autre manière et revitalisante convient parfaitement. L'eau distillée et déminéralisée est nuisible à la santé. Cela est prouvé. Elle n'est donc pas boire, ni à donner aux animaux. M'étant penché sur la question, j'ai trouvé une seule raison pour m'expliquer cette mode de l'eau distillée : il existe, en arrière-plan, une volonté de promotion commerciale en vue de diffuser des machines pas toujours très bon marché et censées traiter l'eau. Ceux qui recherchent une nourriture équilibrée n'ont qu'à imaginer quel rapport il peut y avoir entre le sucre raffiné, la fleur de farine et l'eau distillée. La décision devient alors très simple.

• 5. Mangez si possible dans une atmosphère décontractée, joyeuse. Prendre plaisir en mangeant, mâcher* consciemment et sans hâte, c'est déjà la moitié de la digestion, même pour le bien-portant !

• 6. Remerciez avant de manger tous ceux qui ont contribué au repas. respectez la nourriture et ne la gaspillez pas. Les êtres, animaux ou plantes, qui ont donné leur vie sur ce plan pour conserver et développer la vôtre méritent respect et considération. C'est l'expression d'un certain développement spirituel que de se représenter ces questions sans fausse culpabilité pendant un moment avant chaque repas. Chez les peuples proches de la nature, cette attitude pleine d'amour et d'esprit remonte à une tradition fort ancienne. Vous en

---

* En mâchant longtemps, vous favorisez deux facteurs essentiels : Le fait de broyer et d'ensaliver longuement stimule considérablement la digestion et le processus d'assimilation. En mâchant, on accroît l'effet dynamique de certains processus subtils inscrits dans l'aliment. C'est un processus de potentialisation homéopathique qui active des forces curatives en sommeil.

sentirez très vite l'utilité pour vous-même. Que vous soyez en bonne ou en mauvaise santé !

• 7. Une alimentation exclusivement ou principalement crudivore n'est pas recommandée pour ceux dont les forces de vie sont très affaiblies ou qui souffrent de problèmes digestifs sérieux. Souvent, cette question est présentée autrement, ce qui est faux. Car les éléments vitaux qui sont contenus en abondance dans les aliments crus (et biologiques) nécessitent un système digestif puissant, en bon état. C'est la condition pour que le corps puisse absorber et assimiler les crudités au cours du processus de métabolisme. Donc c'est seulement à condition de posséder des forces de digestion vigoureuses, qu'une alimentation crudivore, si elle est pratiquée avec prudence, sans dogmatisme et en connaissance de cause, peut faire beaucoup de bien au corps et à l'âme. Dans le cas contraire, elle peut même s'avérer très nuisible ! Des produits crus, issus d'une agriculture non biologique contiennent souvent tant d'éléments nocifs qu'au lieu de désintoxiquer le corps, ils l'empoisonnent encore davantage, alors que ces éléments migrent généralement dans l'eau ou dans la vapeur à la cuisson, purifiant d'autant la nourriture.

• 8. Le fromage, la viande et d'autres mets riches en protéines ne doivent pas être consommés en même temps que des fruits ou des jus d'agrumes car ces fruits contiennent des agents actifs susceptibles de gêner la digestion des protéines chez les personnes affaiblies. Par ailleurs, un malade ne doit pas consommer plusieurs sortes de fruits à la fois de peur de déclencher des troubles digestifs.

• 9. Pendant la période où le Reiki est appliqué seul ou en conjonction avec d'autres thérapies pour soigner un trouble sérieux, un certain nombre d'aliments doivent être évités, s'il le faut en passant par une harmonisation préalable des cercles vicieux décrits plus haut : la viande, le poisson et la volaille, sous quelque forme que ce soit ; les produits laitiers pasteurisés, homogénéisés, écrémés, ultra-haute température ; les produits à base de lait cru, surtout le yaourt et le kéfir contenant de l'acide lactique droit sont permis et favorisent globalement la guérison. Veuillez éviter au maximum l'alcool, le sucre raffiné, les produits à base de farine blanche, le sel, le café, le thé noir.

Remarque : le Reiki guérit même lorsque le patient absorbe des aliments qui entravent la guérison mais son effet est plus sûr, plus rapide et plus profond si on renonce à ces produits jusqu'à la guérison. Peut-être le désir de les consommer sera-t-il ensuite atténué !

• 10. Les germes et les pousses fournissent bien souvent des vitamines, des sels minéraux et des enzymes sous une forme concentrée et naturelle, facile à assimiler. Ils se digèrent plus facilement que les fruits et ont beaucoup de goût. Il est possible d'en cultiver à la maison, sur le rebord de fenêtre, même en hiver. Une consommation régulière est précieuse dans tout processus de guérison. Ils aident aussi à la conservation de la vitalité et de la santé.

• 11. Le Reiki rend encore plus saine une alimentation déjà saine et accroît la qualité d'une alimentation moins saine ! Selon la quantité à traiter, trois à cinq minutes de Reiki avant de servir aident déjà énormément ! Si vous êtes initié au second Degré, vous avez la possibilité de charger les mets d'une force de vie renforcée. Si le repas n'a pas été préparé de cette manière, vous avez encore la possibilité de tenir les mains une à deux minutes au-dessus ou à côté de votre assiette et de laisser pénétrer le Reiki. La qualité des boissons, des bonbons, etc. peut également être améliorée. Un vin traité de cette manière prend un goût très différent et son effet change. Essayez donc ! Dans mes séminaires, je montre souvent à mes stagiaires l'effet salutaire du Reiki sur les aliments. A l'aide du test kinésiologique du bras (il témoigne, à partir de la force relative d'un muscle, de la qualité d'un aliment), je montre par exemple combien un bonbon à la menthe affaiblit le système énergétique. Puis nous traitons le bonbon au Reiki et — miracle — soudain la personne testée n'est plus affaiblie ! La même chose vaut pour le tabac. Si vous fumez, traitez donc vos cigarettes au Reiki, abondamment, vous serez étonné. Certes, le Reiki n'est pas capable de transformer la strychnine en glucose — mais dans le cadre de ce qui est possible, il se produit souvent des transformations incroyablement positives si vous traitez votre alimentation régulièrement au Reiki. Après avoir mangé, laissez vos mains reposer quelques instants sur le ventre pour faire pénétrer le Reiki. L'effet sur la digestion est double : d'une part vous n'avez plus de sensation de fatigue après le repas et d'autre part, les éléments nutritifs passent beaucoup mieux dans le métabolisme.

• 12. Nourrissez-vous autant que possible d'aliments biologiques. Il existe toutes sortes de labels de garantie. Consommés régulièrement, ces produits améliorent l'état général et permettent de tomber moins souvent malade. Manger biologique est également une façon concrète de contribuer à la protection de la nature car les aliments ainsi cultivés poussent dans un environnement qui reste naturel, sans apport de chimie. La santé du sol, de l'air et de l'eau sont intacts — et donc aussi celle de l'homme. Pour plus d'information sur cette question, vous pouvez consulter les livres cités dans la bibliographie commentée fournie en annexe.

Comment se nourrir lorsqu'on est en bonne santé ?

Une personne bien portante devrait manger une nourriture variée, satisfaire un sain appétit* par des repas pas trop copieux et se nourrir principalement mais pas exclusivement de produits locaux, issus d'une agriculture biologique. Sa nourriture devrait se composer pour un tiers de crudités végétariennes, c'est-à-dire de fruits, de légumes, de pousses et de germes, pour un autre tiers de fruits et de légumes légèrement étuvés ou cuits à la poêle ou au four et pour un dernier tiers d'aliments transformés tels que du pain complet, des flocons de céréales, du lait cru et des produits laitiers à base de lait cru, du seitan, des légumes lactofermentés, des produits à base de soja, etc. Des petites quantités de viande, de poisson et de volaille ne font pas de mal si la personne est bien portante et si la viande provient d'animaux élevés dans de bonnes conditions. Mais la viande n'est pas indispensable pour une alimentation équilibrée. Dans tous les cas, évitez la viande de porc, même si les personnes sont en excellente santé, parce que de nombreuses expériences ont montré qu'elle peut être à l'origine de multiples maladies.

---

* Un appétit sain apparaît lorsque les cercles vicieux décrits plus haut sont brisés et éliminés. Jamais dans le cas contraire !

Cas spéciaux...

Evidemment, il en existe beaucoup. Après une maladie, un certain nombre d'autres points doivent encore être pris en compte. Vous trouverez les indications correspondantes au chapitre suivant, à la rubrique de la maladie en question. Dans tous les cas, il est utile de s'informer davantage sur les conditions d'une alimentation saine. Il y a beaucoup de bons livres sur la question. Quelques uns d'entre eux figurent dans la bibliographie à la fin de cet ouvrage.

Chapitre 3

Comment trouver soi-même des positions spéciales efficaces pour les traitements par le Reiki

Beaucoup de livres de Reiki décrivent des positions spéciales et des traitements complets. Mais je n'ai encore lu nulle part une explication permettant de comprendre pourquoi une position donnée agit de la façon indiquée et pas autrement. Pourtant, il n'y a là rien de bien compliqué et une fois intégrée, cette connaissance ouvre un large champ d'action où exercer sa propre créativité avec finesse et intelligence.

Quels types de positions spéciales existe-t-il ?

Un aperçu des divers types d'attitudes et d'effets nous permettra de mieux comprendre les différentes positions utilisées dans les traitements de Reiki.

• 1. Positions à fonction directe. Cela signifie que les mains sont posées directement sur le corps, à l'emplacement du foie si l'on veut traiter le foie ou bien sur un chakra pour en saisir le champ énergétique. Ce point peut se subdiviser en deux :

1.1. Positions du plan physique, comprenant le corps "tangible", les méridiens utilisés en acupuncture, les cercles de la cuirasse musculaire, les organes énergétiques

1.2. Positions du corps subtil, comprenant entre autres les chakras principaux et secondaires et les champs de l'aura .

• 2. Positions à fonction indirecte. Il s'agit des nombreuses zones réflexes par lesquelles il est possible d'atteindre tous les points fonctionnels importants de l'organisme, tels que les chakras, les organes, les centres nerveux, etc. et qui sont souvent très éloignés de l'endroit sur lequel ils exercent une influence. C'est ainsi qu'il est possible d'atteindre tous les chakras principaux à partir des zones réflexes de la plante des pieds. Encore une fois, ces positions se subdivisent en deux catégories :

2.1. Les zones réflexes relatives à des zones physiques

2.2. Les zones réflexes relatives à des zones subtiles.

Comment déterminer la position spéciale relative à un trouble donné ?

Dans un premier temps, sériez les symptômes. Au cours de ma pratique, j'ai développé la méthode suivante, dont je vous propose un aperçu simplifié...

1. Existe-t-il une ou plusieurs parties du corps ou organes en dysharmonie ? Le patient a-t-il mal à l'estomac, aux reins ou à la gorge, a-t-il mauvaise vue, s'est-il coupé le doigt ou souffre-t-il d'une ecchymose ? Vous

pouvez commencer par traiter l'endroit de la douleur ou du trouble. Dans certains cas, il est utile d'avoir quelques connaissances précises sur le du corps et ses fonctions. Par exemple, le fait de mal digérer ce qui est gras et de ne pas très bien supporter l'alcool est une invitation à traiter avec plus d'insistance le foie et le pancréas. En effet, ces deux organes participent directement à la digestion des corps gras. Le foie est chargé d'éliminer les substances toxiques de l'alcool et le pancréas est l'organe qui est le plus sensible aux toxines. Lisez, faites des expériences, et bientôt vous vous apercevrez à votre tour que ce n'est pas si compliqué. Il faut bien sûr se donner un peu de mal, mais ces efforts sont vite récompensés...

2. Ensuite, vous pouvez déterminer les zones réflexes de la main, du pied et d'ailleurs qui agissent sur l'organe ou sur la partie du corps concernés, et y appliquer le Reiki seul ou en complément d'un autre traitement. Souvent, l'harmonie est plus facile à rétablir si le traitement est appliqué loin du trouble que s'il l'est directement sur la zone concernée. La règle d'or est la suivante : si une action directe est sans effet, continuez à traiter en choisissant la zone réflexe la plus éloignée de la zone sensible. Mais comment savoir où se situent les zones réflexes correspondantes ? Pour vous mâcher le travail, j'ai mené quelques recherches. Vous trouverez mes conclusions dans la bibliographie commentée.

Vous pouvez encore relier le trouble observé à des méridiens, à des points d'acupuncture isolés ou à un ensemble de ces points, à des chakras principaux ou secondaires, à des organes énergétiques ou à un champ aural, et traiter les zones concernées soit directement, soit par l'intermédiaire des zones réflexes. Cette méthode convient en particulier à des maladies qui affectent des zones étendues du corps ou, lorsqu'il s'agit de maladies chroniques ou de dysharmonies psychiques, elle peut s'appliquer en complément du traitement de Reiki. La bibliographie commentée, en annexe, propose des ouvrages sur ce thème.

4. Une autre méthode est possible si vous avez su développer vos sens subtils. Si vous vous accordez un peu de temps pour aiguiser vos facultés de perception, vous pourrez déceler très rapidement chez vous ou chez autrui où le Reiki est le plus utile dans chaque cas particulier. Si vous ne trouvez pas un guide compétent près de chez vous, vous pourrez facilement développer par vous-même ces facultés en vous aidant de mon livre "*Guérir par l'aura*", Editions Trédaniel.

5. Si vous observez bien et interrogez vos patients sur la question, vous constaterez que chacun possède certaines zones du corps où il pose instinctivement ses mains. Même s'il n'a jamais entendu parler du Reiki et du travail avec les énergies. Un exemple bien connu est celui des femmes enceintes qui posent leurs mains sur les reins, au bas du dos. Or, les reins sont fortement mis à contribution pendant la grossesse ; en posant les mains dessus, les énergies du corps peuvent y être réparties différemment. L'action du Reiki est évidemment beaucoup plus intense. Il suffit donc de tenir compte des indications données par la nature. Demandez par exemple au patient où il aime tout particulièrement être massé ou bien où il pose le plus souvent ses mains dans la journée. Cette méthode, tout comme celle de la lecture de l'aura et des chakras, vous apportera des quantités incroyables de connaissances sur les maladies, les zones réflexes et les moyens de

guérir, que nul livre ne peut renfermer. Voilà, c'est tout pour commencer ! A vous de jouer ! Jetez-vous à l'eau et essayez à votre tour de trouver des positions spéciales.

Chapitre 4

Traitement bref et positions spéciales

Avec conseils naturopathiques pour 44 affections et maladies

Avant de passer en revue les traitements spéciaux que je vous propose, je voudrais encore vous donner quelques indications sur leur utilisation.

D'abord, le plus important : comme je l'ai déjà mentionné, les méthodes indiquées ici ne remplacent jamais la consultation indispensable d'un médecin, d'un spécialiste des thérapies naturelles ou d'un psychothérapeute ! En cas de doute, donc, toujours rechercher le conseil d'un professionnel de la maladie ! Et surtout en cas de maladie grave, il est essentiel de toujours informer le médecin ou le thérapeute traitant du traitement de Reiki appliqué.

Dans ce qui suit, je précise chaque fois qu'il me paraît essentiel de faire appel à un professionnel. Pour un résultat optimal, commencez toujours par essayer d'appliquer le traitement court proposé, pendant trois ou quatre jours de suite (sauf indication contraire). Après cette première phase, appliquez-le encore au mois une ou deux fois par semaine. Dans les cas graves, il faut un traitement quotidien. Si après quatre jours de traitement, l'intéressé ne réagit toujours pas (soyez très attentif à tous les processus de déblocage tant au plan physique que psychique ainsi qu'aux processus de désintoxication et de guérison), pratiquez pendant quatre jours consécutifs le traitement complet long tel que je le décris au Chapitre 1. Après cela, il est possible de poursuivre avec le traitement court. Les réactions de guérison sont toujours de bonne augure.

Pour que ces réactions et les désagréments qu'elles entraînent ne dépassent pas certaines limites, vous pouvez espacer les traitements, par exemple, ne plus traiter au Reiki quotidiennement mais seulement un jour sur trois. Bien sûr, il faut tenir compte de chaque cas particulier et de l'état de l'intéressé. En cas de doute, n'hésitez pas à prendre conseil auprès d'un praticien des médecines douces pour vous aider à faire face aux réactions de guérison. Les méthodes naturelles conseillées en complément peuvent être appliquées parallèlement au traitement de Reiki. En cas de maladie grave, de grande faiblesse physique et dans tous les cas de doute, discutez toujours de votre application avec le médecin, naturopathe ou praticien de médecines douces traitant, car ce dernier doit être tenu informé en détail de votre travail pour être en mesure d'évaluer correctement l'état de son patient.

Lorsqu'il s'agit de maladies chroniques ou psychiques, il peut se passer plus de temps avant qu'une amélioration n'apparaisse. Ici, la clé de la réussite réside probablement dans la patience avec laquelle les uns et les autres sauront attendre le résultat.

Des informations complémentaires sur les traitements de Reiki et la guérison sont fournies dans les livres indiqués en annexe, dans la bibliographie commentée.

Lorsque je conseille l'utilisation d'*herbes aromatiques* ou d'*aliments thérapeutiques*, je pars toujours du principe qu'ils sont de culture biologique ou biodynamique et qu'ils n'ont pas été stockés trop longtemps avant usage. Le miel devrait être centrifugé à froid, traité naturellement et provenir d'une apiculture aussi écologique que possible. Veillez à ne pas prendre un *miel* chauffé, qui a perdu ses vertus. Ne jamais l'incorporer non plus à des plats ou à des boissons dont la température est supérieure à celle du corps ! Procéder de même avec des herbes fraîches. Les *herbes*, tout comme *l'ail* et *l'oignon* doivent être coupées juste avant leur consommation. Je conseille souvent l'ail parce qu'il apporte dans nombre de cas une force thérapeutique imbattable. Il devrait être consommé régulièrement, en petites quantités et de préférence mélangé à d'autres aliments. Certains n'en aiment pas l'odeur. Pour la neutraliser, prendre après le repas un grain de café ou un peu de persil frais et bien mâcher. Quelques bouchées de banane ou quelques gorgées de lait produiront le même effet.

Un malade ne devrait pas consommer de la nourriture réchauffée après une première cuisson et les bien-portants devraient l'éviter. Une nourriture réchauffée plusieurs fois n'est pas indiquée.

Remarque: si le malade témoigne d'une forte aversion contre un aliment ou un médicament prescrit pour sa guérison, il ne faut pas insister. Le remplacer par un autre produit dont l'effet est similaire et par des mets qui lui donnent de l'appétit.

Un conseil tiré de l'art de guérir chamanique : prendre dans ses mains les herbes médicinales, les médicaments et les aliments du malade ou tenir les mains au-dessus et diriger l'attention sur la région du cœur. Puis prier la force créative et l'esprit/ange de la plante de donner sa bénédiction et d'apporter son aide pour cette guérison. Remercier la terre mère et le soleil père pour leurs cadeaux qui nous permettent de vivre et de guérir. Rester un instant dans cet état de conscience et sentir se déployer la force d'acier des remèdes ainsi préparés.

Trois applications de Reiki du second Degré, qui sont très utiles dans nombre de cas, sont décrites dans les pages suivantes. Je m'y référerai par la suite à l'aide des expressions utilisées ci-après.

I.
Traitement mental avec requête

Dans mon jeu de cartes chakras-énergies*, choisissez-en une à l'aide de la question suivante : "Quelle requête, qui me paraît acceptable, dois-je utiliser au cours de ce traitement mental par le Reiki pour harmoniser/guérir... (description de la maladie) ?".

Traitez l'affection à l'aide de la méthode mentale du second Degré, à raison de trois à cinq minutes si possible chaque jour et pendant l'application, répétez mentalement la requête choisie.

Attention ! Cette méthode n'est ni suggestive ni hypnotique ! La requête ainsi choisie permet seulement de montrer au Reiki la bonne orientation — bonne du point de vue holistique -, qui permet une efficacité optimale. Dans la suite de ce livre, je me réfère à cette méthode en utilisant l'expression "Traitement mental avec requête".

---

* "Chakra-Energien-Karten", Windpferd Verlag, 1993. J'ai spécialement conçu cette collection d'aphorismes pour des traitements à l'aide du traitement mental du Reiki du 2ème Degré. Le lecteur y trouvera des requêtes très efficaces pour les différents centres d'énergie du corps humain et beaucoup d'applications possibles utilisant les pierres précieuses, les essences aromatiques et les élixirs de Bach. Ces cartes constituent un complément judicieux au présent livre.

II.
Contact avec l'enfant intérieur, par le Reiki

Prenez régulièrement contact avec *l'enfant intérieur* du malade, deux à trois fois par semaine pendant quelques minutes.

Utilisez à ce effet le traitement à distance du second Degré en commençant par dire la formule "Enfant intérieur de ... (prénom et nom du malade)" (répéter trois fois). Ce procédé renforce essentiellement la volonté de vivre, la vitalité, la flexibilité et l'intuition du destinataire du traitement à distance. Peut-être de nombreux sentiments bloqués se dénoueront-ils et seront-ils libérés au cours de traitement .

Il faut créer un espace où la personne traitée puisse vivre et exprimer ces énergies et elle devrait être en contact avec quelqu'un qui s'ouvre à elle et qui lui offre son appui. Quelques heures de psychothérapie peuvent être d'un grand secours lorsque, sous l'effet du traitement de Reiki, la vie intérieure de la personne est fortement mise en mouvement. Dans ce qui suit, je me réfère à cette méthode en utilisant l'expression "Reiki pour l'*enfant intérieur*".

III.
Contact avec le Moi Supérieur, par le Reiki

Prenez régulièrement contact avec le *Moi supérieur* du malade, deux à trois fois par semaine pendant quelques minutes.

Utilisez à cet effet la méthode de traitement à distance du 2ème Degré, en utilisant l'invocation suivante

: "*Moi Supérieur* de ... (prénom et nom du malade)" (répéter trois fois). Cette méthode renforce les liens de l'intéressé avec son chemin spirituel. Elle lui permet ensuite, dans sa vie, de mieux s'accorder aux tâches d'apprentissage que lui présente la vie ou de les approfondir. Si le malade est prêt intérieurement, son *Moi Supérieur* peut mieux l'aider sur le chemin de la guérison et faire en sorte que le message de la maladie soit compris, accepté et intégré à l'existence propre de l'individu. De nouvelles voies peuvent s'ouvrir à lui et le conduire vers le bonheur et la paix, la réussite et le développement personnel. Dans la suite de ce livre, je me réfère à cette méthode en utilisant l'expression "Reiki pour le *Moi Supérieur*".

J'ai choisi de ne pas décrire ici les gestes "habituels" des premiers soins de secourisme parce qu'ils sont amplement décrits dans la littérature et enseignés (du moins je l'espère) dans des cours partout accessibles à tout un chacun. Les méthodes présentées ici ne visent pas à se substituer à ces gestes mais à les compléter judicieusement. Remarque : les diverses positions d'un traitement de Reiki doivent être exécutées dans l'ordre numérique des chiffres indiqués. Des dénominations telles que 1a) et 1b) signifient qu'une main doit être posée sur la position 1a) tandis que l'autre doit être posée sur la position 1b). Des dénominations telles que 1a), 1b), 1c) signifient qu'une main traite en position 1a) tandis que l'autre traite en position 1b) puis que la main 1b) passe à la position 1c) tandis que la main 1a) reste en place.

Applications

Acné

Généralités : L'acné est une affection des glandes sébacées. Elle se déclare volontiers sur une peau naturellement grasse (séborrhée) qui a tendance à former des callosités. Sous l'effet de bactéries, des inflammations se multiplient. Les causes d'une sécrétion sébacée accrue sont diverses : stress, surmenage, mais aussi facteurs émotionnels et psychiques. Le plus souvent, l'acné est la plus florissante au moment de la puberté parce que la peau, qui est organe de contact et de liaison, est reliée aux glandes sexuelles et au 2ème chakra, dont les fonctions commencent à s'animer. Attention ! Il existe des médicaments qui provoquent l'acné. Ce peut également être une allergie. L'acné est une affection à facettes multiples qui devrait être traitée dans une globalité. Mises à part les causes médicamenteuses, l'acné apparaît toujours sur un arrière-plan de causes psychologiques.

Traitement par le Reiki du 1er Degré : pendant une période prolongée, conservez chacune des positions suivantes durant au moins cinq minutes :

1a) front et 1b) occiput ; 2a,b) omoplates ; 3) plexus solaire ; 4) bas-ventre ; 5a,b) reins ; 6) sacrum.

Traitement par le Reiki du 2ème Degré : traitement mental avec requête ; dans les cas graves, Reiki pour *l'enfant intérieur*.

Régimes diététiques et traitements naturels complémentaires : prendre régulièrement une boisson lactofermentée de moût de pain (Kanne

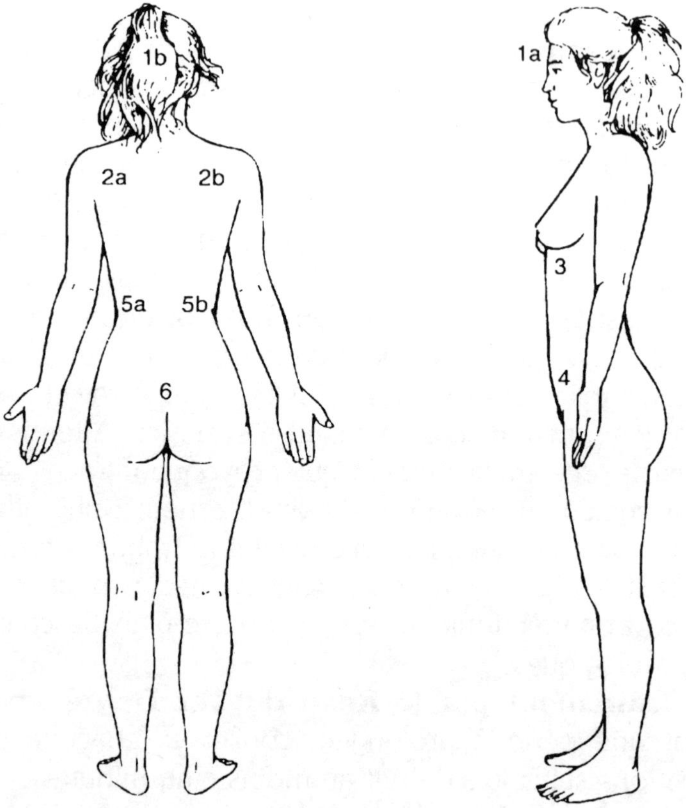

Positions du traitement : 1a) front et 1b) occiput ; 2a,b) omoplates ; 3) plexus solaire ; 4) bas-ventre ; 5a,b) reins ; 6) sacrum.

Brottrunk®) et du grain fermenté (Kanne Fermentgetreide®) et chaque jour, une gousse d'ail crue, finement hachée, consommée sous la forme de son choix, éventuellement répartie en plusieurs prises. Tous les matins avant le petit déjeûner, boire un verre d'eau pas trop froide avec une bonne cuillerée à café de miel obtenu naturellement et issu d'une apiculture biologique. Utiliser beaucoup de graisses non saturées telles que l'huile de chardon, les margarines de régime, etc. Alimentation végétarienne et en aucun cas de la viande de porc. Veiller à recevoir suffisamment de vitamines en particulier A, E et du complexe B. Ajouter à tous les plats du thym frais ou séché. Appliquer régulièrement de l'argile aux endroits affectés. Pour se laver, utiliser des produits médicinaux neutres, renoncer aux produits de beauté dénués de propriétés médicinales.

Consultation d'un médecin ou d'un spécialiste de thérapies naturelles : pas nécessaire, sauf dans les cas extrêmes, particulièrement tenaces.

Consultation d'un psychothérapeute : peut être très utile dans les cas extrêmes et particulièrement tenaces, parce que les aspects psychologiques de l'affection peuvent, lorsqu'ils existent, être ainsi décelés et harmonisés. Dans les cas les plus difficiles, c'est d'ailleurs la condition pour une guérison durable !

Allergies

Généralités : l'allergie est une réaction de défense appropriée contre des substances qui ne conviennent pas à l'organisme pour les raisons les plus diverses. La présence de tels "allergènes" génère dans le corps la production d'anticorps, ce qui ne se voit pas dans un premier temps. Cependant, la personne allergique est maintenant sensibilisée à la substance étrangère. Si un second contact a lieu avec la même substance allergène, le corps riposte en déclenchant des réactions de défense. Les mécanismes selon lesquels une substance donnée provoque des réactions allergiques chez certaines personnes sont encore mal connus. Certaines formes d'allergie sont innées, d'autres se développent au cours de la vie. Dans la science spirituelle de la guérison, la substance qui déclenche l'allergie est considérée comme le symbole de quelque chose que le malade ne veut pas incarner avec son être. Si cette partie refoulée est réintégrée avec amour, l'allergie devient superflue. Ce processus demande généralement beaucoup de patience et un accompagnement compétent.

Traitement par le Reiki du 1er Degré : adopter les positions suivantes pendant une période longue d'au moins six semaines, à raison d'un traitement quotidien d'au moins quatre minutes pour chaque position :

1a) front et 3ème œil, 1b) occiput avec bulbe rachidien ; 2a,b) oreilles ; 3) voûte crânienne ; 4) plexus solaire jusqu'au nombril ; 5a,b) V du bassin ; 6) sacrum ; 7a,b) reins ; 8a,b) plante des pieds.

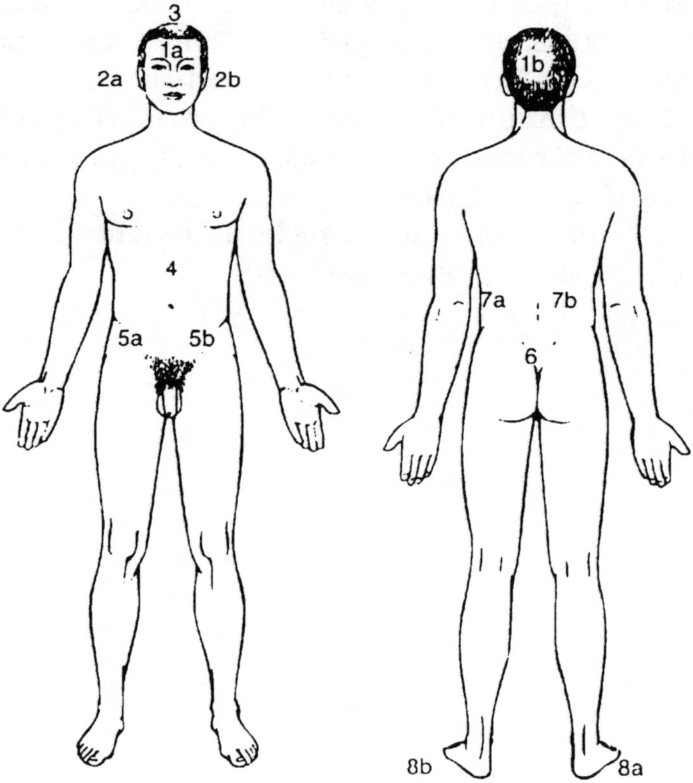

Positions du traitement : 1a) front et 3ème œil, 1b) occiput avec bulbe rachidien ; 2a,b) oreilles ; 3) voûte crânienne ; 4) plexus solaire jusqu'au nombril ; 5a,b) V du bassin ; 6) sacrum ; 7a,b) reins ; 8a,b) plante des pieds.

Traitement par le Reiki du 2ème Degré : traitement mental avec requête.

Régimes diététiques et traitements naturels complémentaires : prendre de la Boisson suédoise authentique, du baume de silice et de la boisson lacto-fermentée Kanne Brottrunk® pendant un temps prolongé. Passer à une alimentation végétarienne.

Consultation d'un médecin ou d'un spécialiste de thérapies naturelles : toujours, si l'affection s'avère grave ou tenace.

Consultation d'un psychothérapeute : très utile dans les cas graves ou tenaces.

Angoisses/peurs

Généralités : les angoisses et les peurs doivent être des conseillers, non des tyrans. Chaque personne en bonne santé est susceptible d'en éprouver. La peur ou l'angoisse ne deviennent maladives qu'à partir du moment où elles dominent la personne et où celle-ci en souffre ou nie leur existence et n'est plus consciente des sentiments en elle qui les accompagnent.

Traitement par le Reiki du 1er Degré : lors de crises d'angoisse aiguës, appliquer chacune des positions suivantes pendant au moins 15 minutes : 2) plexus solaire ; 3a,b) V du bassin, poser les mains en forme de V entre l'os iliaque et le pubis.

Dans un traitement long visant un changement en profondeur, maintenir pendant au moins quatre minutes chacune des positions 1) à 6) et pendant au moins six minutes la position 7).

1a,b) mains parallèles au nez, du front jusqu'aux dents ; 2) plexus solaire ; 3a,b) V du bassin ; 4a,b) omoplates ; 5a,b) reins ; 6a) sacrum, 6b) coccyx (cette main doit être placée sous le coccyx jusqu'au périnée) ; 7a,b) plantes des pieds depuis les orteils jusqu'au moins au milieu du pied.

Traitement par le Reiki du 2ème Degré : traitement mental avec requête.

Régimes diététiques et traitements naturels complémentaires : pendant un temps prolongé, boire chaque jour plusieurs verres de boisson lactofermentée Kanne Brottrunk® avant les repas. Le premier

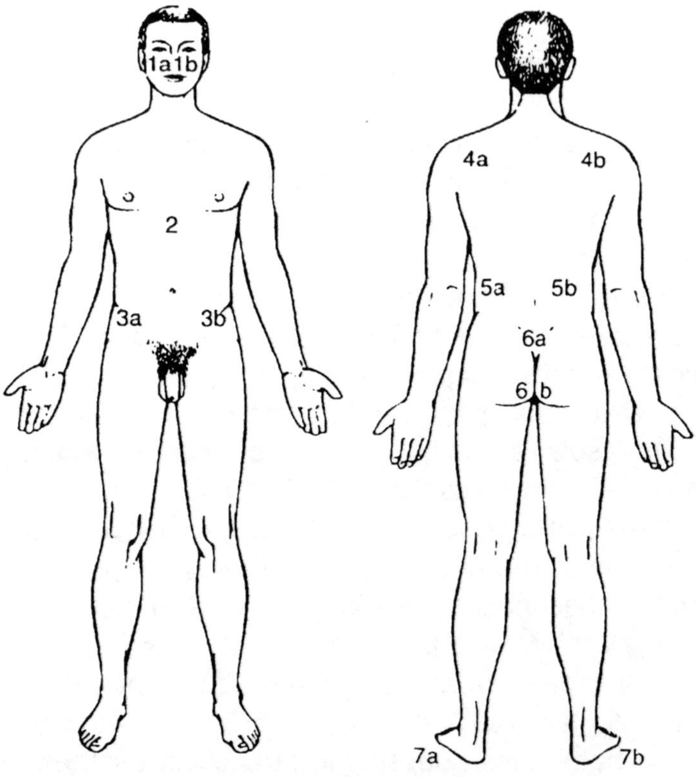

Positions du traitement : 1a,b) mains parallèles au nez, du front jusqu'aux dents ; 2) plexus solaire ; 3a,b) V du bassin ; 4a,b) omoplates ; 5a,b) reins ; 6a) sacrum, 6b) coccyx (cette main doit être placée sous le coccyx jusqu'au périnée) ; 7a,b) plantes des pieds à orteils jusqu'à milieu du pied.

verre, au matin, est additionné d'une bonne cuillère à café de miel naturel issu d'une apiculture biologique. Ceux qui n'aiment pas cette boisson peuvent se contenter de miel dilué dans de l'eau chaude. Ajouter du grain fermenté (Fermentgetreide®) aux soupes et aux sauces lorsqu'elles sont un peu refroidies. Boire régulièrement des infusions de racine de valériane : le matin, en faire chauffer deux cuillères à café dans un quart de litre d'eau froide et laisser infuser jusqu'au soir, puis filtrer. Réchauffer légèrement, sucrer avec un peu de miel et boire la préparation avant le coucher.

Consultation d'un médecin ou d'un spécialiste de thérapies naturelles : l'homéopathie classique et les remèdes floraux de Bach peuvent faire de véritables miracles.

Consultation d'un psychothérapeute : dans les cas graves et persistants, une psychothérapie est indispensable !

Asthme bronchique

Généralités : l'asthme est une maladie grave. Il nécessite un examen et un diagnostic médical, professionnel car le profane est incapable de discerner, dans certains cas, s'il s'agit véritablement d'un asthme bronchique ou d'une autre maladie. Derrière le même symptôme peut en effet se cacher une allergie, un asthme cardiaque ou un médicament susceptible de déclencher des symptômes semblables à ceux de l'asthme bronchique. C'est seulement s'il a été clairement défini qu'il s'agissait effectivement d'un asthme bronchique que l'on peut commencer une thérapie spécifique, sous surveillance d'un médecin. Dans la plupart des cas, le traitement durera longtemps et nécessitera beaucoup de patience ainsi qu'une réelle implication du patient qui devra prendre à cœur son développement psycho-physique pour quitter l'état de dysharmonie dans lequel il est tombé.

Traitement par le Reiki du 1er Degré : lors d'une crise, une main sur le plexus solaire et l'autre sur la poitrine ou alternativement toutes les quatre à cinq minutes les deux mains sur la poitrine puis les deux mains sur le plexus solaire. A long terme, traiter au moins pendant six semaines chacune des positions suivantes à raison d'au moins cinq minutes chacune — 1a) front et 3ème œil ; 1b) occiput et bulbe rachidien ; 2a,b) oreilles ; 3a,b) omoplates ; 4) plexus solaire ; 5) rate ; 6a,b) reins. En cas d'épuisement, après des crises graves — 1),2), 4), 6) et 7) sacrum pendant six minutes

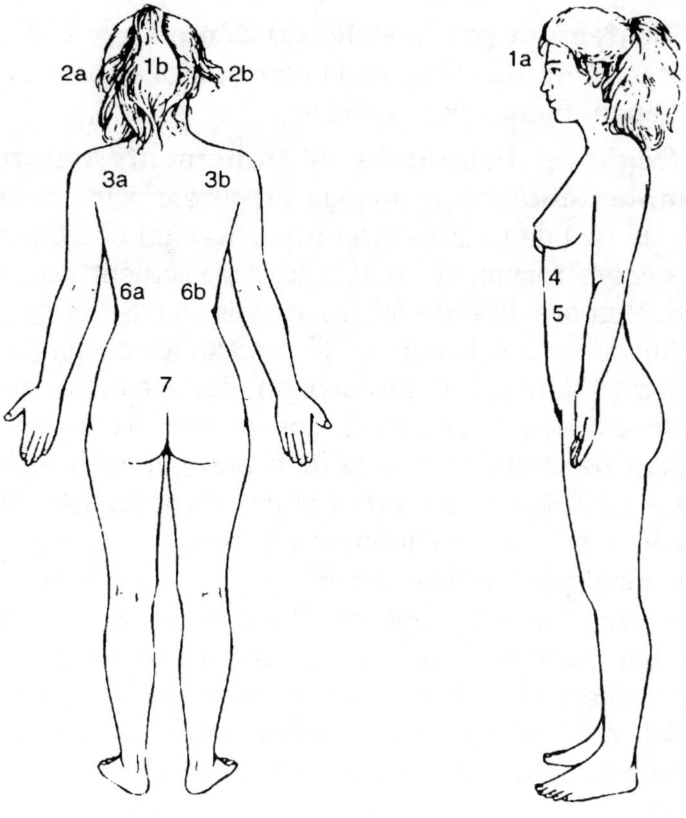

Positions du traitement : 1a) front et 3ème œil ; 1b) occiput et bulbe rachidien ; 2a,b) oreilles ; 3a,b) omoplates ; 4) plexus solaire ; 5) rate ; 6a,b) reins ; 7) sacrum.

chacune. Egalement très efficace : entourer un pouce d'une main et de l'autre main traiter le même côté de la poitrine pendant environ 15 minutes. Procéder ensuite de même avec l'autre pouce et l'autre côté de la poitrine.

Traitement par le Reiki du 2ème Degré : Reiki pour l'*enfant intérieur*, Reiki pour le *Moi Supérieur* et traitement mental avec requête.

Régimes diététiques et traitements naturels complémentaires : manger régulièrement chaque jour un peu de radis noir ou blanc avec un peu de miel ou encore mieux, du raifort frais également avec du miel. Préparé de cette façon, le radis liquéfie les glaires accumulées dans le corps. Ne pas ajouter de sel parce qu'il peut empêcher l'absorption des éléments actifs contenus dans le légume ! Consommer beaucoup de salades de choucroute crue (non pasteurisée !) mélangée à de l'oignon *ou* à de l'ail (finement haché). Si le foie et la bile ne fonctionnent pas bien — seul un professionnel peut le déterminer — il faut éventuellement supprimer l'ail et les oignons. Boire de l'infusion de gingembre. Limiter fortement la consommation de produits laitiers et ne consommer que des produits à base de lait cru. Adopter une alimentation essentiellement végétarienne et pauvre en protéines ! Eviter le sucre raffiné. Boire beaucoup d'eau et humidifier l'air s'il le faut à l'aide d'un saturateur fonctionnant selon le principe de l'évaporation. Eviter le stress et l'agitation.

Consultation d'un médecin ou d'un spécialiste de thérapies naturelles : indispensable ! Car les crises peuvent être mortelles et doivent, le cas échéant, être traitées avec des médicaments donnés sur prescription. Un homéopathe expérimenté peut, avec le temps, réussir à les remplacer par une médication homéopathique.

Consultation d'un psychothérapeute : conseillée, car l'asthme a généralement des causes psychiques non négligeables !

Troubles mentaux

Généralités : les troubles mentaux peuvent être congénitaux ou produits par un accident ou une maladie. Cela vaut *toujours* la peine de ne pas considérer la situation comme immuable et d'essayer au moins de l'améliorer. Des études approfondies ont montré que des améliorations, parfois même importantes, peuvent être obtenues jusque dans les cas de trouble profond, si le patient fait l'objet d'une attention chaleureuse et que les méthodes appropriées sont mises en œuvre. Les différentes formes de maladie mentale sont évidemment si complexes que je ne peux pas traiter le sujet de manière exhaustive dans le cadre du présent ouvrage.*

Traitement par le Reiki du 1er Degré : pendant une période prolongée, traiter régulièrement les positions suivantes au moins deux fois par semaine, à raison d'au moins 15 minutes chacune.

1a,b) face interne des pieds, mêmes zones réflexes que dans la méthode "métamorphique". Si la main n'est pas assez grande pour recouvrir d'un coup toutes les zones réflexes, traiter d'abord la partie avant du pied puis celle qui s'étend jusqu'au talon. Avant chaque séance de Reiki, masser très légèrement, pendant cinq

---

* Sur la question de la thérapie par l'alimentation pour les personnes présentant des troubles psychiques, voir le très intéressant quoique controversé ouvrage "Nahrung für Deine Seele" (De la nourriture pour ton âme) de G. Friebel et Dr. méd. K. Hoffmann, Editions Laredo.

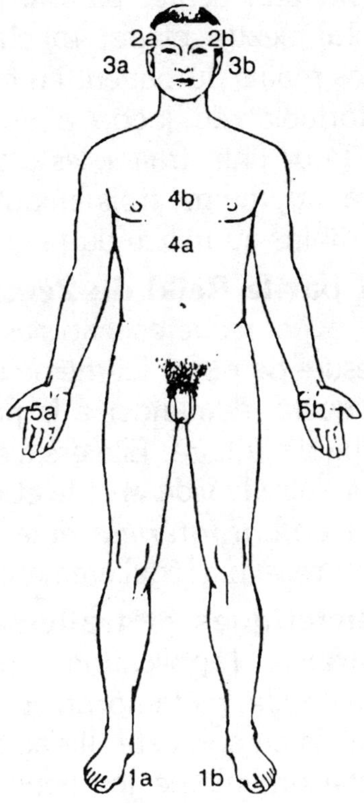

Positions du traitement : 1a,b) la face interne des pieds ; 2a,b) du front aux dents, parallèlement au nez ; 3a,b) oreilles ; 4a) plexus solaire, 4b) chakra du cœur ; 5a,b) mains en croix paume contre paume.

minutes environ, la partie à traiter, en décrivant des cercles de la main. Séparément, mais en complément, traiter régulièrement les positions suivantes pendant au moins cinq minutes chacune :

2a,b) du front aux dents, parallèlement au nez ; 3a,b) oreilles ; 4a) plexus solaire, 4b) chakra du cœur ; 5a,b) prendre les mains du patient en croix (parce que c'est plus confortable) de façon à appliquer paume contre paume. Pour finir, traiter les plantes des pieds pendant encore au moins trois minutes, depuis les orteils jusqu'au moins au milieu du pied.

Traitement par le Reiki du 2ème Degré : traitement mental avec requêtes choisies. Si l'intéressé n'est pas en mesure de poser lui-même une question et de choisir sa requête, demander à la personne qui lui est le plus proche de le faire. Elle essayera de se régler sur le malade, de faire le vide en elle et d'agir dans l'esprit du patient. L'*enfant intérieur* et le *Moi Supérieur* doivent eux aussi recevoir régulièrement le Reiki.

Régimes diététiques et traitements naturels complémentaires : l'application, sur une longue durée, de la méthode métamorphique est vivement recommandée dans ce contexte. Il s'agit d'un mode de massage que chacun, même les petits enfants, peut apprendre facilement et appliquer avec succès. En Allemagne, des cours sont proposés dans certaines universités populaires pour apprendre cette méthode. Il n'est pas non plus difficile de l'apprendre par les livres. Pendant une période prolongée, manger chaque jour une gousse d'ail hachée menu, répartie sur les différents repas. Toujours fraîche et jamais portée à trop haute température ! Eliminer les phosphates de l'alimentation. Consulter les fiches des associations de consommateurs pour connaître tous les aliments qui en contiennent.

Consultation d'un médecin ou d'un spécialiste de thérapies naturelles : l'homéopathie classique, l'acupuncture et l'acupressure ainsi que les remèdes floraux de Bach peuvent parfois créer des "miracles", même dans les cas les plus difficiles. Aussi est-il recommandé de faire appel aux spécialistes de ces différentes disciplines. Toutefois, le traitement exigera toujours un certain temps. La patience paye !

Consultation d'un psychothérapeute : peut être très importante pour la personne atteinte mais, dans la plupart des cas, un traitement continu n'est pas nécessaire. Les personnes les plus proches du patient devraient absolument suivre elles aussi quelques séances de thérapie pour être à la hauteur de leur tâche d'accompagnement pendant toute la durée de la maladie et ne pas sombrer à leur tour dans des problèmes et des angoisses personnels.

Hyper/hypotension

Généralités : des variations fortes de tension, sur une durée prolongée, deviennent de plus en plus fréquentes de nos jours, même chez des personnes jeunes. Souvent, ces problèmes sont des conséquences d'autres troubles organiques ou psychiques, ce qui doit être tiré au clair immédiatement.

Traitement par le Reiki du 1er Degré : donner un traitement de longue durée avec les positions suivantes :

1a) front et 3ème œil, 1b) occiput et bulbe rachidien ; 2a,b) les deux mains se rejoignent dans la nuque et saisissent le cou sur les côtés ; 3a,b) une main devant la gorge, l'autre sur la nuque ; 4) plexus solaire ; 5a,b) reins ; 6a,b) plantes des pieds, des orteils jusqu'au milieu du pied au moins. En cas d'hypertension ou de congestion cérébrale, **ne pas** traiter la tête mais seulement 4) et surtout 6a,b).

Traitement par le Reiki du 2ème Degré : traitement mental avec requête.

Régimes diététiques et traitements naturels complémentaires : pour hyper— ou hypotension : tous les jours, matin et soir, un grand verre de jus de chou blanc frais (voir la préparation à la rubrique "Désintoxication" : *sans* huile de germe de blé en cas d'hypertension et *avec* huile de germe de blé en cas d'hypotension. Manger quotidiennement une laitue pommée aussi fraîche que possible. Contre l'hypotension, la pratique régulière d'un sport peut être béné-

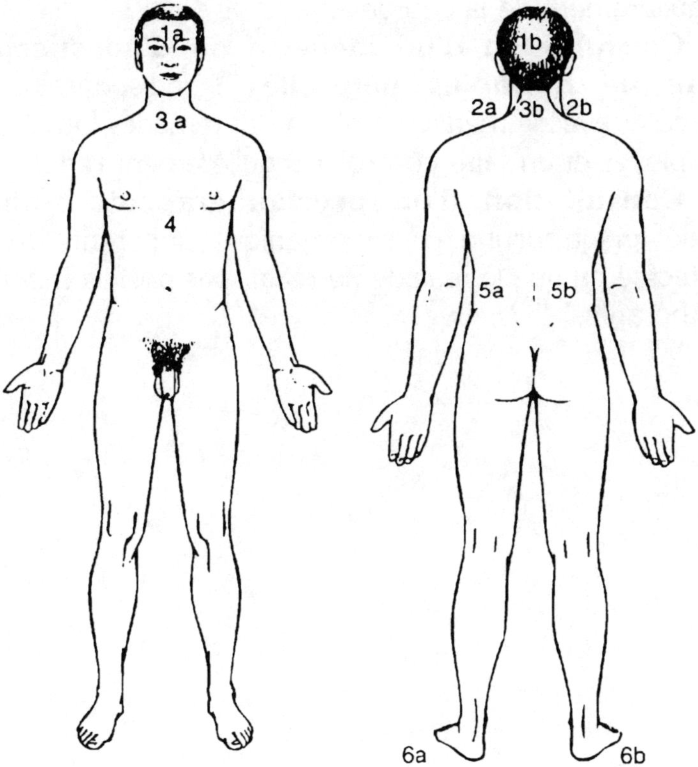

Positions du traitement : 1a) front et 3ème œil, 1b) occiput et bulbe rachidien ; 2a,b) nuque des deux côtés. 3a,b) une main devant la gorge, l'autre sur la nuque ; 4) plexus solaire ; 5a,b) reins ; 6a,b) plantes des pieds, des orteils jusqu'à la moitié du pied.

fique à moyen terme. Tisane de romarin. Contre l'hypertension : jusqu'à deux gousses d'ail fraîchement haché par jour, à répartir sur les différents repas de la journée. Toujours frais — ne jamais cuire ! Manger régulièrement de la courge.

Consultation d'un médecin ou d'un spécialiste de thérapies naturelles : indispensable ! Discuter avec le médecin traitant des remèdes familiaux employés et en faire contrôler régulièrement l'effet.

Consultation d'un psychothérapeute : s'impose lorsqu'aucune cause organique apparente n'est détectée ou que le malade ne réagit pas positivement à la thérapie.

Hémorragies

Généralités : excepté chez les hémophiles, les hémorragies ne sont pas une maladie en soi. Pour les saignements d'hémorroïdes, voir la rubrique "Hémorroïdes". Les saignements de nez peuvent être le moyen choisi par le corps pour réaliser une désintoxication de la tête. En cas de tendance aux saignements de nez, il est vivement conseillé de consulter un praticien expérimenté dans les thérapies naturelles. La présence de sang dans les selles, dans l'urine ou dans les expectorations exige la consultation immédiate d'un médecin. ! Voir aussi la rubrique "Blessures".

Traitement par le Reiki du 1er Degré : en cas de plaies, donner toujours le Reiki juste au-dessus mais sans contact direct, jusqu'à ce que le saignement ait cessé, ce qui se produit généralement très vite. Si le malade saigne du nez ou a tendance à saigner du nez, tenir les positions suivantes pendant au moins six minutes chacune :

1a) une main sur le nez et 1b) l'autre sur l'occiput ; 2a) devant la gorge (ne pas poser) et 2b) sur la nuque. Pour un traitement à long terme des hémophiles et des personnes dont le sang ne coagule pas correctement, donner le Reiki dans les positions suivantes pendant un temps prolongé :

1b,c) occiput et front ; 2a,b) ; 3a) plexus solaire, 3b) chakra du cœur ; 4a) sacrum, 4b) sous le coccyx jusqu'au périnée ; 5a,b) sur les plantes des pieds, des orteils jusqu'au milieu du pied au moins .

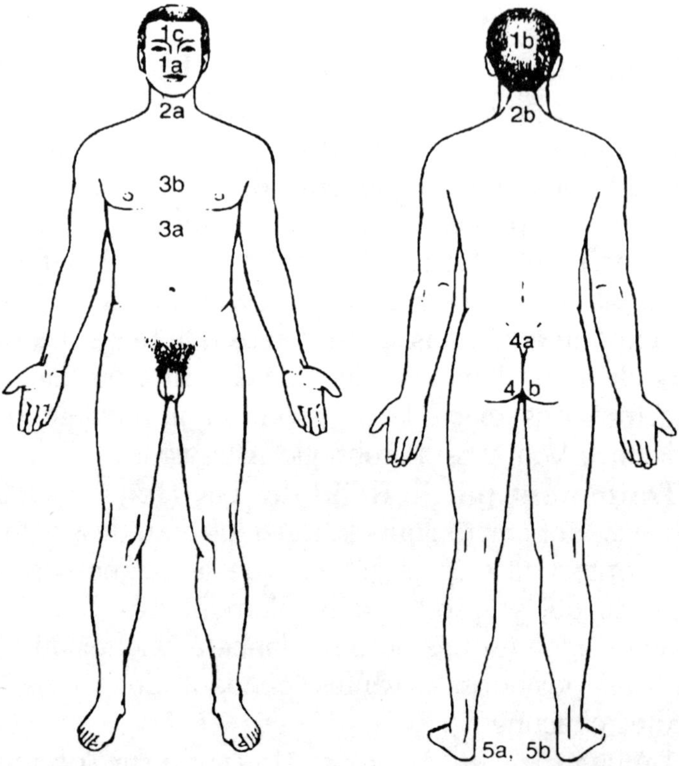

Positions du traitement : 1a) une main sur le front et le 3ème œil, 1b) l'autre sur l'occiput ; 2a) devant la gorge (ne pas poser) et 2b) sur la nuque ; 3a) plexus solaire, 3b) chakra du cœur ; 4a) sacrum, 4b) coccyx à périnée ; 5a,b) plantes des pieds, des orteils jusqu'au milieu du pied.

Traitement par le Reiki du 2ème Degré : traitement mental avec requête ; en cas de saignement donner obligatoirement en complément le Reiki pour l'*enfant intérieur* et le Reiki pour le *Moi Supérieur*.

Régimes diététiques et traitements naturels complémentaires : si les premiers soins restent sans effet ou s'avèrent inutiles et que le médecin n'est pas encore arrivé, il est possible d'essayer la chose suivante : poser sur la plaie de l'ail écrasé. Cela favorise la coagulation du sang tout en désinfectant. Le même effet est obtenu avec de la farine additionnée de sel, des miettes de thé noir et du jus de raisin. Ça fait mal mais vaut mieux que d'importantes pertes de sang. Une tisane d'ortie aide à atténuer des *règles trop abondantes*. Après des pertes de sang importantes, boire pendant un certain temps de la tisane de prêle additionnée de beaucoup de miel naturel, à raison de trois tasses environ par jour. En cas de blessures au niveau de gros vaisseaux sanguins (artères, etc.) il faut évidemment mettre tout de suite en œuvre les premiers soins du secourisme, avec ligature et bandage compressif. Vous apprendrez le nécessaire en suivant un cours de secourisme.

Consultation d'un médecin ou d'un spécialiste de thérapies naturelles : devant de fortes hémorragies ou si un hémophile s'est blessé, appeler d'urgence un médecin !

Consultation d'un psychothérapeute : pas nécessaire en général.

Diabète sucré

Généralités : le diabète sucré se présente sous deux grandes formes : le diabète de jeunesse (pratiquement incurable) et le diabète de vieillesse, qui peut être amélioré et souvent guéri à l'aide de diverses mesures. Dans le diabète de vieillesse, une série de facteurs entrent en jeu : excès de poids, surmenage physique et psychique pendant une longue période (conditionnement du stress), hérédité, erreurs d'alimentation et endommagement général du pancréas par des toxines, par exemple suite à une consommation excessive d'alcool ou d'aliments chargés en produits chimiques. Le comportement du malade indique très souvent que ce dernier n'est pas capable de vivre pleinement certains aspects de sa vie, ni de se mettre des limites par rapport à ces aspects. Cette prédisposition psychique se "transmet" facilement au sein d'une famille.

Traitement par le Reiki du 1er Degré : les positions suivantes devraient être appliquées régulièrement, si possible quotidiennement et à jeun pendant 10 minutes chacune :

1a,b) pointes des coudes ; 2) pancréas (partie gauche du corps, une main sur les côtes, en longeant leur limite inférieure jusqu'au milieu du corps. L'autre main juste en dessous) ; 3a,b) au départ du cou, depuis la vertèbre cervicale proéminente jusque vers l'avant ; 4) sacrum ; 5a,b) plantes des pieds depuis les orteils jusqu'au moins à la moitié du pied.

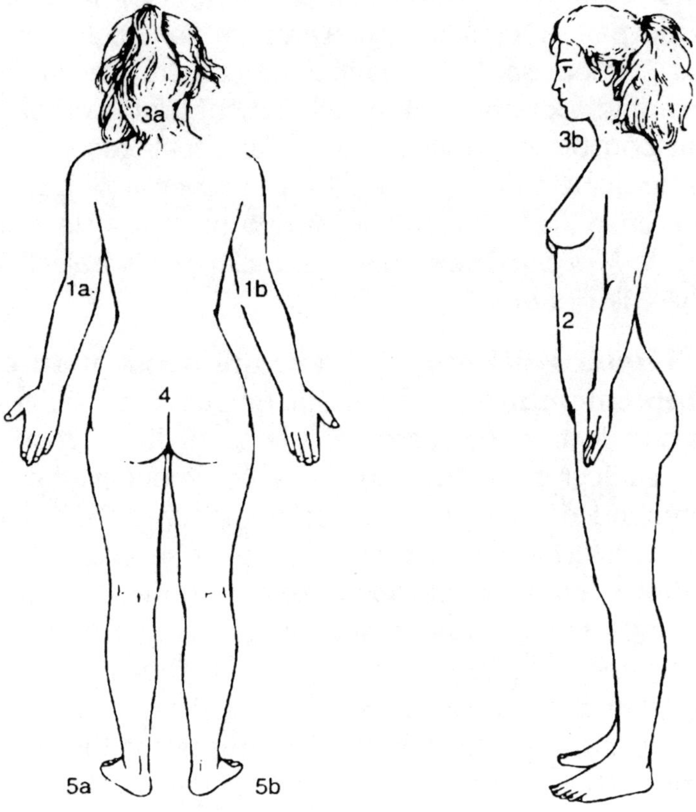

Positions du traitement : 1a,b) pointes des coudes ; 2) pancréas ; 3a) nuque, 3b) cou ; 4) sacrum ; 5a,b) plantes des pieds, des orteils à au moins le milieu du pied.

Traitement par le Reiki du 2ème Degré : traitement mental avec requête et Reiki pour l'*enfant intérieur*. A pratiquer longtemps et régulièrement. Essentiel, notamment pour un travail de fond à tous les niveaux sur la problématique dont la personne a héritée de par sa constitution. Après un certain temps, il peut être envisagé de changer de requête, car la dysharmonie existante est généralement trop complexe pour pouvoir être traitée à l'aide d'une seule requête. En cas de diabète de jeunesse, il est indispensable d'appliquer en outre, pendant un temps prolongé, le Reiki pour le *Moi Supérieur,* qui aide à clarifier la trajectoire de vie de l'intéressé.

Régimes diététiques et traitements naturels complémentaires : le topinambour peut aider à abaisser le taux de sucre dans le sang. Il est possible d'en cultiver soi-même ou de le commander chez le marchand de légumes. Le topinambour est délicieux cru sous forme de jus ou cuit, et peut se préparer de multiples manières, par exemple en remplacement des pommes de terre. En crudité, laisser tremper au moins six heures avant consommation. Les diabétiques peuvent manger environ deux fois plus de topinambours que de pommes de terre. Une consommation quotidienne d'huile de germe de blé et de levure diététique est recommandée parce que les vitamines contenues dans ces aliments jouent un rôle important pour le métabolisme du sucre et facilitent le travail de l'insuline. Prendre aussi chaque jour du jus de chou blanc frais (voir préparation à la rubrique "Désintoxication"), de la choucroute crue et de la boisson lactofermentée de moût de pain (Kanne Brottrunk®). L'infusion de cosse de haricot peut aider à faire baisser considérablement le taux de sucre dans le sang (attention à ne pas provoquer une hypoglycémie !). Le médicament homéopathique Szygium jambolanum D1 est parfois bien utile. Un peu d'exercice régulièrement peut faire des miracles. Si possible, pratiquer un sport mais pas de sport de compétition ! Attention ! Rien de tout cela en cavalier seul — toujours en informer le médecin traitant !

Consultation d'un médecin ou d'un spécialiste de thérapies naturelles : un traitement médical et des contrôles réguliers sont indispensables. Toutes les mesures que l'on veut prendre en complément doivent être discutées avec le médecin ou le spécialiste de médecines douces traitant. D'ailleurs, peu de généralistes savent véritablement traiter le diabète. Il est donc conseillé de s'adresser à des cliniques ou à des médecins spécialisés. Un praticien de thérapies naturelles devrait traiter en parallèle pour optimiser l'effet du traitement.

Consultation d'un psychothérapeute : conseillé, du moins en cas de diabète de vieillesse, car le travail sur des problèmes psychiques souvent très enfouis peut être très profitable dans le cadre d'un processus de guérison global.

Troubles de la circulation/jambes

Généralités : une cause possible est un apport de sang insuffisant dans les extrémités, dû à de l'artériosclérose, un abus de nicotine, des maladies du métabolisme (diabète), des vaisseaux endommagés à la suite d'une blessure, un travail prolongé dans le froid, une agitation psychique forte et prolongée (crispation) ou à des causes héréditaires. Le sang qui circule dans les zones affectées ne suffit pas aux besoins. L'apport en éléments nutritifs dans ces tissus devient insuffisant et l'élimination des résidus du métabolisme trop imparfaite.

Traitement par le Reiki du 1er Degré : appliquer chaque jour les positions suivantes pendant dix minutes chacune, sur une période de temps prolongée, jusqu'à la guérison :

1) plexus solaire ; 2a) une main sur le sacrum et à l'aide de l'autre 2b,c) traiter la plante des pieds au niveau d'abord de l'un des talons puis de l'autre. 3) Traiter ensuite les jambes en posant successivement une largeur de paume après l'autre sur l'avant et sur l'arrière des jambes, depuis le bassin jusqu'aux pieds. Conserver chaque position pendant au moins quatre minutes.

Attention : si les jambes commencent à devenir douloureuses après quelques traitements, il est indispensable de continuer ! C'est un signe que la circulation s'améliore et que la guérison approche ! Les douleurs peuvent pendant un certain temps être si fortes qu'il

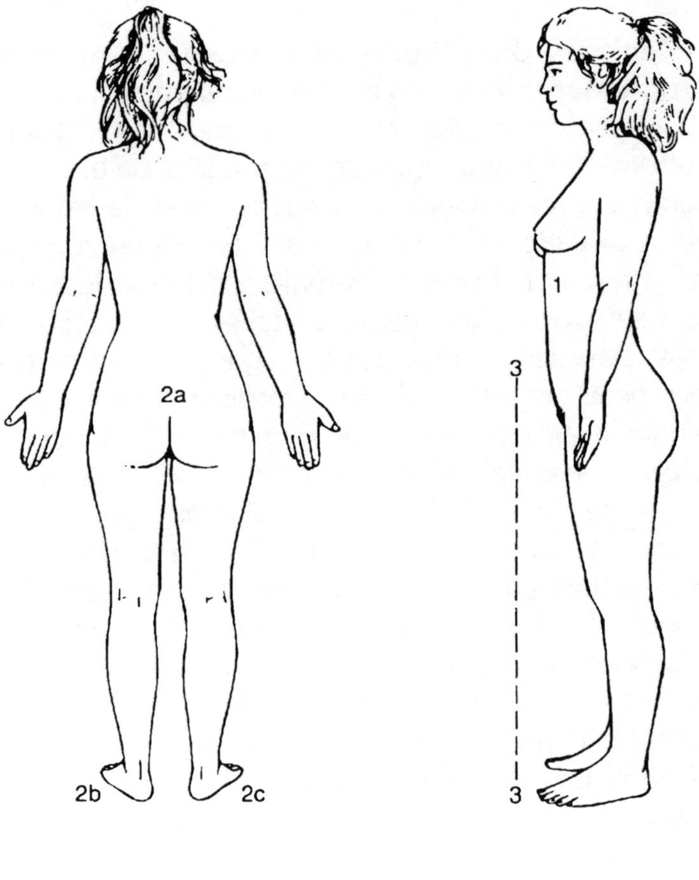

Positions du traitement : 1) plexus solaire ; 2a) sacrum, 2b,c) plantes des pieds, au niveau du talon, à droite et à gauche. 3) jambes.

faut songer à recourir à des médicaments contre la douleur ou à un traitement d'acupuncture.

Traitement par le Reiki du 2ème Degré : traitement mental avec requête. Reiki pour l'*enfant intérieur*.

Régimes diététiques et traitements naturels complémentaires : boire quotidiennement une boisson lactofermentée au moût de pain (Kanne Brottrunk®) et un grand verre de jus de chou blanc fraîchement pressé (voir la préparation à la rubrique "Désintoxication"). Ajouter dans la boisson une gousse d'ail finement hachée. Répartir chaque jour une seconde gousse d'ail finement hachée sur les différents repas. Dans les cas plus graves, augmenter la dose d'ail. Cela peut considérablement améliorer la circulation. Manger en outre un ananas mûr par jour. En cas de plaies, des enveloppements à plusieurs couches de feuilles de chou blanc (mode d'emploi décrit à la rubrique "maux de gorge") peuvent s'avérer bénéfiques. Les enveloppements doivent être changés toutes les quelques heures et peuvent aussi être faits en argile. L'efficacité de ces deux types d'enveloppements est renforcée si l'on applique un peu de Boisson suédoise authentique Infirmarius-Rovit sur les plaies. En cas d'excès de poids, il est indispensable de maigrir ! Relever beaucoup les jambes et pratiquer régulièrement des exercices sont des gestes qui stimulent la circulation. Boire abondamment. Supprimer la viande et les produits laitiers. Boire beaucoup d'eau.

Consultation d'un médecin ou d'un spécialiste de thérapies naturelles : indispensable car des complications peuvent se produire en l'absence de traitement ou si un traitement non adapté est appliqué sur la base d'un mauvais diagnostic. D'autres causes possibles telles que les rhumatismes, l'obstruction d'artères, la thrombose, etc. doivent être repérées avec précision.

Consultation d'un psychothérapeute : utile seulement dans les cas les plus persistants pour éliminer les inhibitions psychiques à la guérison.

Diarrhée

Généralités : la diarrhée peut être causée par une infection bactérienne ou parasitaire, des intoxications de toutes sortes ou des problèmes psychiques. Certains médicaments peuvent provoquer la diarrhée ou elle peut être un symptôme d'accompagnement d'une autre maladie. Rechercher les causes ! La diarrhée est un signe que le corps a besoin de se nettoyer. Il ne faudrait jamais se contenter de la "stopper" mais toujours aider le corps dans ses processus de désintoxication pour que rien ne s'installe qui puisse conduire à des maladies plus graves ou à des problèmes de métabolisme.

Traitement par le Reiki du 1er Degré : appliquer les positions suivantes, régulièrement, plusieurs fois par jour, pendant au moins dix minutes chacune jusqu'à ce que la diarrhée ait diminué :

1) plexus solaire ; 2) foie (une main sur les côtes, du côté droit, longeant le bas des côtes jusqu'au milieu du corps. L'autre main juste en dessous) ; 3) rate/pancréas (une main sur les côtes, du côté gauche, longeant le bas des côtes jusqu'au milieu du corps) ; 4a,b) une main sur le nombril et l'autre en dessous, au milieu du corps.

Traitement par le Reiki du 2ème Degré : traitement mental avec requête. Dans les cas persistants, Reiki pour l'*enfant intérieur*.

Régimes diététiques et traitements naturels complémentaires : prendre beaucoup de liquides et de sel pour compenser les pertes. S'il n'y a rien d'autre à la maison, du "coca et des sticks salés" ont fait leurs

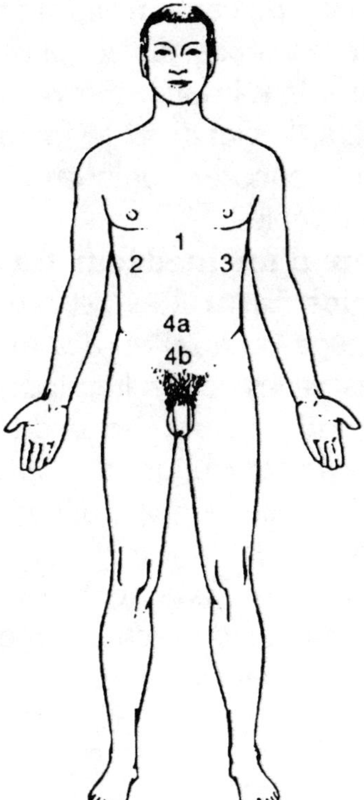

Positions du traitement : 1) plexus solaire ; 2) foie ; 3) rate/pancréas ; 4a) nombril, 4b) bas-ventre, ligne médiane du corps.

preuves ! Sinon, prendre du charbon, de l'argile ou faire une cure de pomme. Pendant trois jours maximum, ne manger que de la pomme finement râpée (avec trognon et peau !) à raison de six à douze pommes par jour. Rien d'autre ! Boire de l'eau légèrement salée, du thé noir, de la tisane de camomille ou de menthe. Mais seulement avant les repas ou au plus tôt une heure après. Voir aussi à la rubrique "Fièvre". Eviter le lait et les produits laitiers, la viande et les aliments difficiles à digérer, pendant encore quelque temps après la décroissance du trouble.

Consultation d'un médecin ou d'un spécialiste de thérapies naturelles : si la diarrhée persiste ou si du sang (rouge ou noir) ou des muqueuses apparaissent dans les selles, consulter immédiatement un médecin parce qu'il y a un risque de déshydratation excessive et que l'intervention d'un professionnel est indispensable ne serait-ce que pour diagnostiquer les causes du trouble.

Consultation d'un psychothérapeute : à envisager seulement en cas de rechute fréquente ou d'absence de causes physiques claires (diarrhée psychosomatique).

Cure de désintoxication/rajeunissement

Généralités : depuis des milliers d'années, la quasi totalité des cultures du monde pratiquent régulièrement des processus de purification pour rester en bonne santé ou le redevenir. La plus ancienne et plus répandue de ces méthodes est le jeûne. Ces pratiques de désintoxication ou de purification permettent de faciliter la guérison de bon nombre de maladies et rendent la psyché et le corps clairs et souples. La saison qui s'y prête le mieux est le printemps mais rien n'empêche d'entreprendre une telle cure à une autre époque de l'année.

Traitement par le Reiki du 1er Degré : traiter les positions suivantes quotidiennement pendant au mois quatre minutes chacune :

1a,b) du front aux dents, parallèlement au nez ; 2a,b) sur les omoplates ; 3) plexus solaire ; 4) foie/bile— une main sur le côté droit du corps, posée sur les côtes en longeant le bas des côtes jusqu'au milieu du corps, et l'autre juste en dessous tout contre la première ; 5) rate /pancréas — une main sur le côté gauche du corps, posée sur les côtes en longeant le bas des côtes jusqu'au milieu du corps, et l'autre juste en dessous tout contre la première ; 6a,b) V du bassin, poser les mains en V entre l'os iliaque et le pubis ; 7a,b) entre épaules et omoplates ; 8a,b) reins ; 9a,b) plantes des pieds, des orteils jusqu'au milieu du pied.

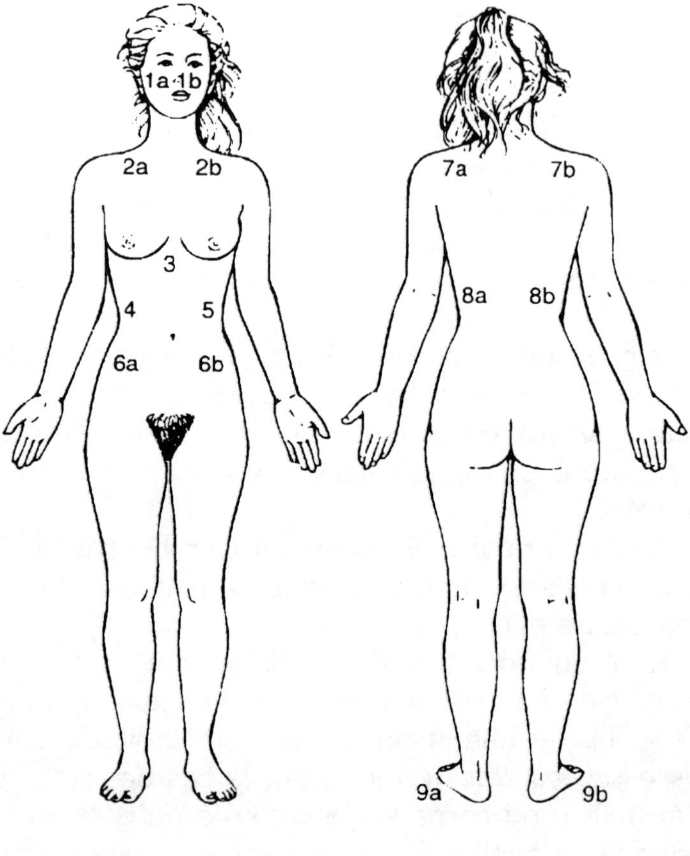

Positions du traitement : 1a,b) front et dents ; 2a,b) omoplates ; 3) plexus solaire ; 4) foie/bile ; 5) rate /pancréas ; 6a,b) V du bassin ; 7a,b) entre épaules et omoplates ; 8a,b) reins ; 9a,b) plantes des pieds, orteils à milieu du pied.

Traitement par le Reiki du 2ème Degré : traitement mental avec requête.

Régimes diététiques et traitements naturels complémentaires : supprimer pendant environ quatre semaines (durée de la cure) la viande, l'alcool, le café, le thé noir, le sucre raffiné, le sel de table et le chocolat. Boire au moins 1,5 à 2 litres d'eau par jour. Choisir un moment sans trop de stress pour la cure. Chaque jour, boire trois fois la Boisson suédoise authentique Infirmarius-Rovit, trois verres de boisson lactofermentée au moût de pain (Kanne Brottrunk®) avec grain fermenté (Fermentgetreide®) et ajouter une à deux gousses d'ail fraîches finement hachées dans les repas. Une fois par jour, boire un grand verre de jus de chou blanc frais avec du miel, le jus d'un demi citron, un peu de cumin moulu, une prise d'aneth fraîche et une bonne cuillerée à soupe d'huile de germe de blé. Pour le jus de chou, ne pas utiliser de vaisselle en métal ni d'extracteur de jus à la vapeur. Boire toujours fraîchement pressé ! Trois heures avant le sommeil de la nuit, ne plus rien manger. Consommer tous les matins une pomme râpée avec trognon et peau, du jus de citron, du miel, un peu de flocons d'avoine et une cuillerée de germes de blé. Consommer régulièrement de la courge et croquer des graines de courge. Se gratifier de deux saunas et d'un massage par semaine. Faire beaucoup d'exercice (mais dans la légèreté) et prendre du temps pour se sentir de l'intérieur et réfléchir. Prier, écrire des poèmes, peindre.

Cas exceptionnel du traitement de la radioactivité (au cas où il se produirait un second Tchernobyl) : beaucoup de miso non pasteurisé sous toutes les formes, consommer de la salade pommée aussi fraîche que possible et boire chaque jour 1/2 litre de jus d'ortie en étalant la prise sur la journée. Excepté le miso, ces recommandations proviennent du nutritionniste E. Waerland dont l'enseignement peut vous être fort utile par ailleurs.

Consultation d'un médecin ou d'un spécialiste de thérapies naturelles : une consultation du médecin devrait être entreprise par mesure de sécurité avant chaque grande cure de désintoxication et de purification pour vérifier si le corps peut supporter la charge supplémentaire qui lui est imposée lors de l'élimination des substances en excès. Le médecin vérifiera en particulier l'état du foie, du cœur, des reins et du système lymphatique. Si une partie du corps ne fonctionne pas bien, la date de la cure doit être repoussée jusqu'à ce que cette partie du corps soit guérie. Choisir un médecin qui a l'expérience des cures de désintoxication/purification.

Consultation d'un psychothérapeute : inutile, sauf si le processus de désintoxication fait remonter des problèmes psychiques refoulés au point de nécessiter l'accompagnement d'un professionnel.

Adipose

Généralités : l'adipose est souvent due à de mauvaises habitudes alimentaires et à des causes psychiques. Seul dans 3% des cas, la cause est d'origine endocrine ou métabolique. Il y a excès de poids lorsque la balance indique plus de 10% du poids normal. `

Traitement par le Reiki du 1er Degré : pratiquer pendant un temps prolongé les positions suivantes à raison d'au moins quatre minutes chacune :

1a,b) du front aux dents, parallèlement au nez ; 2a,b) tempes ; 3a,b) partie avant du cou, attention à ne pas poser les mains sur le cou ; 4a,b) foie et vésicule biliaire — une main sur le côté droit du corps, posée sur les côtes en longeant le bas des côtes jusqu'au milieu du corps, et l'autre juste en dessous tout contre la première ; 5a,b) rate /pancréas — une main sur le côté gauche du corps, posée sur les côtes en longeant le bas des côtes jusqu'au milieu du corps, et l'autre juste en dessous tout contre la première ; 6a,b) V du bassin, poser les mains en V entre l'os iliaque et le pubis ; 7a,b) une main au-dessus, l'autre en dessous du nombril ; 8a,b) plantes des pieds, des orteils jusqu'au milieu du pied.

Traitement par le Reiki du 2ème Degré : traitement mental avec requête. Reiki pour l'*enfant intérieur* dans les cas graves.

Régimes diététiques et traitements naturels complémentaires : régime de la star hollywoodienne Judy Mazel; si le médecin traitant n'y voit pas d'inconvénient. En outre, prendre chaque jour trois fois de la

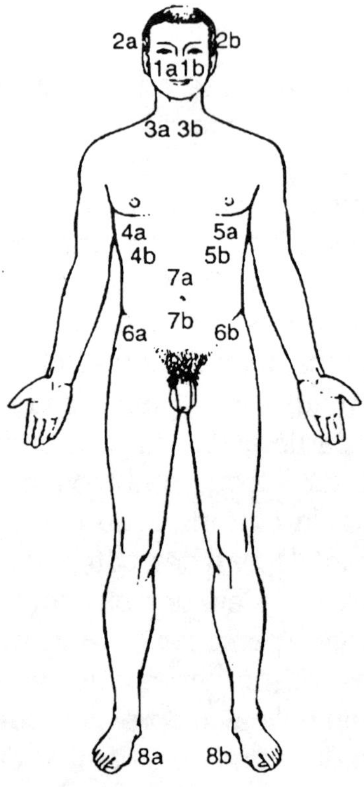

Positions du traitement : 1a,b) du front aux dents, parallèlement au nez ; 2a,b) tempes ; 3a,b) partie avant du cou ; 4a,b) foie et vésicule biliaire ; 5a,b) rate /pancréas ; 6a,b) V du bassin ; 7a,b) une main au-dessus, l'autre en dessous du nombril ; 8a,b) plantes des pieds, des orteils jusqu'au milieu du pied.

Boisson suédoise authentique et beaucoup de kombucha ou de boisson lactofermentée au moût de pain (Kanne Brottrunk®). Il est indispensable d'intégrer au rythme de vie *un sport qui fasse plaisir.* Réfléchir quelle occupation en dehors de manger peut être source de joie et essayer de la pratiquer. Se permettre des loisirs par simple plaisir du jeu. De quoi la graisse vous protège-t-elle ? A quelles expériences inquiétantes cherchez-vous à échapper derrière la protection de votre cuirasse de graisse ? Maigrir n'est pas une affaire de volonté mais correspond à une satisfaction naturelle, harmonieuse des besoins. En aucun cas ne prendre des "inhibiteurs d'appétit" ! Toujours déceler les causes à tous les niveaux. Et soit dit en passant : certains poids idéaux, lorsqu'ils sont extrêmes, sont aussi des "modes".

Consultation d'un médecin ou d'un spécialiste de thérapies naturelles : l'homéopathie classique, les élixirs floraux de Bach, l'acupuncture et l'acupressure ainsi que d'autres méthodes thérapeutiques naturelles peuvent être une aide très efficace. Elles doivent être appliquées par un praticien qualifié, capable de déceler en outre la présence, par exemple, d'un trouble de fonctionnement de la thyroïde, d'un diabète sucré ou d'autres maladies graves. Un tel praticien pourra également vous aider à mettre au point un régime personnalisé.

Consultation d'un psychothérapeute : indispensable si l'excès de poids persiste ou si une prise de poids soudaine intervient en l'absence de causes organiques. Une nouvelle méthode thérapeutique, la PLN, peut être très efficace. Dans tous les cas, toutefois, le désir sincère et personnel de vivre autrement, sans excès de poids, est indispensable.

Fièvre

Généralités : La fièvre est une réaction utile du corps pour lutter contre une infection. Il ne faut pas vouloir supprimer la fièvre tant qu'elle n'exige pas du patient plus de forces qu'il n'en a ou qu'elle ne dépasse pas 40°C. Il ne faut pas non plus faire tomber la fièvre trop vite, si l'on ne veut pas favoriser les problèmes cardiaques ou circulatoires. Donc toujours attendre les réactions à une application et ne jamais aller trop vite, sauf en cas d'urgence.

Traitement par le Reiki du 1er Degré : 1a,b) du front jusqu'aux dents, parallèlement au nez ; 2a,b) oreilles ; 3) occiput ; 4) plexus solaire ; 5a,b) foie/vésicule biliaire — une main sur le côté droit du corps, posée sur les côtes en longeant le bas des côtes jusqu'au milieu du corps, et l'autre juste en dessous tout contre la première ; 6a,b) sacrum et sous le coccyx jusqu'au périnée ; 7a,b) plantes des pieds, des orteils jusqu'au moins au milieu du pied.

Traitement par le Reiki du 2ème Degré : traitement mental avec requête.

Régimes diététiques et traitements naturels complémentaires : frotter les plantes des pieds à l'aide d'un oignon fraîchement coupé puis en envelopper le pied. Renouveler toutes les quelques heures. Boire de l'infusion de gingembre ou du thé noir. "Friction à l'eau-de-vie" : frotter tout le corps à l'aide d'un alcool à forte teneur. Pas de liqueur : ça colle trop ! Boire du jus de cerise ou manger des cerises crues.

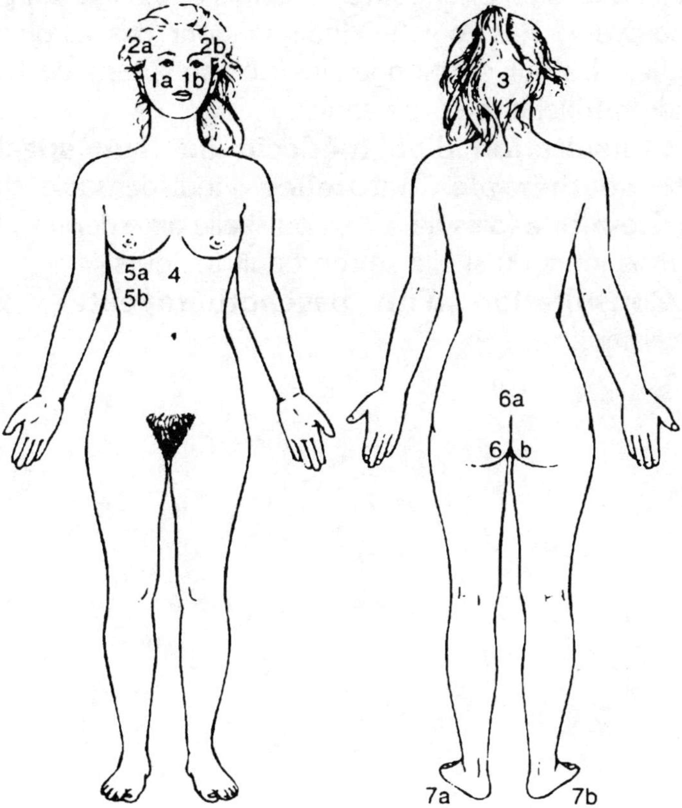

Positions du traitement : 1a,b) du front jusqu'aux dents, parallèlement au nez ; 2a,b) oreilles ; 3) occiput ; 4) plexus solaire ; 5a,b) foie/vésicule biliaire ; 6a,b) sacrum et sous le coccyx jusqu'au périnée ; 7a,b) plantes des pieds, orteils à milieu du pied.

Consommer des tranches de pomme séchées (non souffrées !).. Infusion d'ail frais (une gousse écrasée par litre) ou de poivre (10 grains grossièrement broyés par litre). Ne pas en prendre trop à la fois et manger un peu auparavant. Pas toujours indiqué pour des estomacs fragiles. Le fait de plonger les poignets dans de l'eau froide rafraîchit le corps entier.

Consultation d'un médecin ou d'un spécialiste de thérapies naturelles : indispensable si la fièvre est forte (plus de 39°C) ou si elle dure depuis plus de trois jours ou si elle se reproduit toujours.

Consultation d'un psychothérapeute : pas nécessiare.

Gripe

Généralités : si la grippe survient trop souvent, elle peut entraîner un affaiblissement du système immunitaire. La vraie grippe virale ou "influenza" est une maladie infectieuse dangereuse et doit absolument être traitée par un médecin. Voir aussi la rubrique "Fièvre".

Traitement par le Reiki du 1er Degré : appliquer les positions suivantes si possible tous les jours jusqu'à atténuation de la maladie pendant au moins cinq minutes chacune :

1a,b) plantes de pieds, depuis les orteils jusqu'à au moins le milieu du pied ; 2a,b) encercler les poignets ; 3a,b) prendre les mains du patient en croix (parce que c'est plus confortable) de façon à appliquer paume contre paume ; 4) plexus solaire ; 5a,b) glande du thymus, juste sous le cou et cœur en dessous ; 6a,b) V du bassin, poser les mains en forme de V entre l'os iliaque et le pubis.

Traitement par le Reiki du 2ème Degré : traitement mental avec requête. En cas de véritable grippe virale (voir plus haut) le Reiki pour l'*enfant intérieur* et le Reiki pour le *Moi Supérieur* sont indispensables.

Régimes diététiques et traitements naturels complémentaires : prendre chaque jour jusqu'à 10 cuillères à soupe de sirop de carotte préparé de la façon suivante : cuire du jus de carotte avec du sucre jusqu'à obtention d'un sirop épais. Conserver dans un récipient fermé. Enveloppements à l'oignon : râper grossièrement de l'oignon frais et en faire un enveloppement

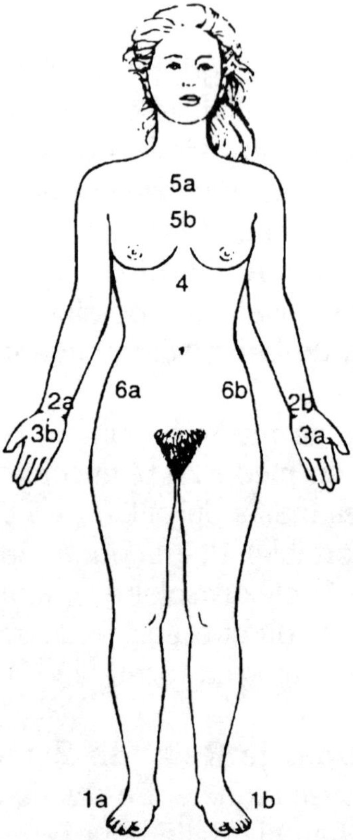

Positions du traitement : 1a,b) plantes de pieds, orteils à milieu du pied ; 2a,b) poignets ; 3a,b) paumes ; 4) plexus solaire ; 5a,b) glande du thymus et cœur ; 6a,b) V du bassin.

pour le cou ; renouveler toutes les heures. Boire alternativement de l'infusion de sureau et de tilleul pour faire partir la maladie par la transpiration. Rester au chaud et éviter les courants d'air. Manger chaque jour en crudités des pommes avec peau et trognon et des carottes finement râpées, additionnées de miel et de jus de citron.

Consultation d'un médecin ou d'un spécialiste de thérapies naturelles : en cas de retour périodique de la maladie, la consultation d'un praticien de médecines douces est vivement conseillée. En cas de grippe virale, consulter le médecin sans tarder !

Consultation d'un psychothérapeute : inutile.

Alopécie (chute des cheveux)

Généralités : la chute des cheveux peut être un effet secondaire de certains médicaments ou la conséquences de troubles du métabolisme, d'infections, de fortes épreuves psychologiques, d'une alimentation carencée, d'autres maladies ou simplement d'origine héréditaire (surtout chez les hommes). L'alopécie d'origine héréditaire peut vraiment être retardée mais d'après toutes les informations sérieuses dont je dispose, elle ne peut pas véritablement se guérir. Dans tous les autres cas, l'utilisation de pratiques naturelles peut conduire à une amélioration à condition que les racines des cheveux ne soient pas encore morts. Dans tous les cas, patience et longueur de temps font plus que force ni que rage.

Traitement par le Reiki du 1er Degré : traiter chaque jour chacune des positions suivantes pendant au moins cinq minutes :

1a,b) du front jusqu'aux dents, parallèlement au nez ; 2) partie de la tête qui perd ses cheveux ; 3) plexus solaire ; 4a,b) V du bassin, poser les mains en forme de V entre l'os iliaque et le pubis. 5a,b) reins ; 6a) sacrum ; 6b) sous le coccyx jusqu'au périnée. La position 2 peut être traitée aussi souvent que possible entre deux traitements.

Traitement par le Reiki du 2ème Degré : traitement mental avec requête ; dans les cas graves, ajouter le Reiki pour l'*enfant intérieur*.

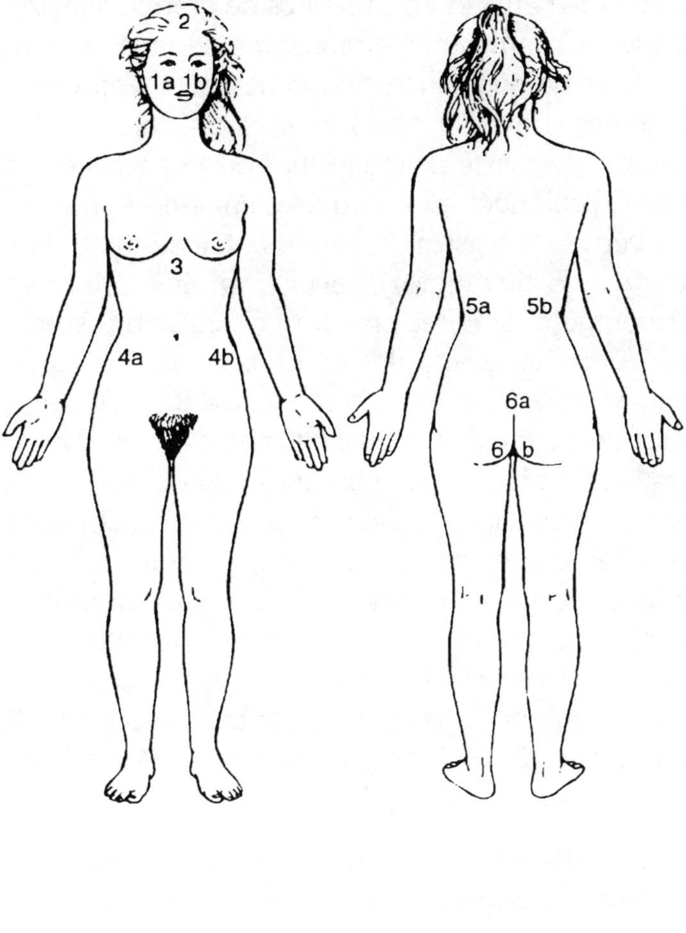

Positions du traitement : 1a,b) du front jusqu'aux dents, parallèlement au nez ; 2) la partie de la tête qui perd ses cheveux ; 3) plexus solaire ; 4a,b) V du bassin ; 5a,b) reins ; 6a) sacrum ; 6b) sous le coccyx jusqu'au périnée.

Régimes diététiques et traitements naturels complémentaires : passer à une alimentation végétarienne équilibrée. Veiller particulièrement à l'apport en vitamines A, B, C et E ainsi qu'en substances minérales et oligo-éléments et en protéines de grande qualité biologique.. Comme une surconsommation de vitamines A et E et de substances minérales peut entraîner des problèmes, travailler toujours avec un naturopathe ou un autre spécialiste de médecines douces en cas de traitement prolongé. Boire quotidiennement au moins deux verres de boisson lactofermentée au moût de pain (Kanne Brottrunk®) avec grains fermentés (Fermentgetreide®) et prendre une cuillère à soupe de miel. Après le lavage des cheveux, masser soigneusement le cuir chevelu alternativement avec un peu d'huile de germe de blé ou d'infusion d'orties. Bien masser deux à trois fois par semaine le cuir chevelu à l'aide d'un oignon coupé en deux. Si la chute de cheveux est due à des causes psychologiques, prendre pendant un temps prolongé trois fois par jour deux comprimés de Kalium phosphoricum D6 et deux fois par jour 10 gouttes de Rescue Remedy d'essences florales de Bach. Après lavage des cheveux, rincer ceux-ci à l'aide d'une eau additionnée de 5 gouttes de Rescue Remedy Stock Bottle et bien masser.

Consultation d'un médecin ou d'un spécialiste de thérapies naturelles : toujours consulter, par mesure de sécurité, pour dépister à temps d'autres maladies sous-jacentes éventuelles. Dans un grand nombre de cas, le praticien expérimenté a à sa disposition toutes une série de cures naturelles susceptibles de stopper la chute des cheveux.

Consultation d'un psychothérapeute : n'a de sens que s'il a été établi que les causes ne sont ni organiques ni héréditaires et si les méthodes thérapeutiques habituelles restent sans effet.

Maux de gorge

Généralités : provoqués généralement par une infection d'origine virale, les maux de gorge peuvent également se produire en réaction à un air trop sec, à un surmenage de l'appareil vocal ou à une crispation dans la région de la gorge. Le centre énergétique correspondant est le 5ème chakra. Voir aussi à la rubrique "Enrouement".

Traitement par le Reiki du 1er Degré : appliquer les positions suivantes au moins deux à trois fois par jour pendant 10 minutes chacune jusqu'à ce que l'affection diminue :

1a,b) avant de la gorge, sans poser les mains ; 2a) front avec 3ème œil, 2b) glande du thymus en dessous de la gorge ; 3a,b) clavicules ; 4a,b) plantes des pieds, des orteils jusqu'à au moins le milieu du pied. Variante : traiter 1) et 3) plus fréquemment.

Traitement par le Reiki du 2ème Degré : traitement mental avec requête. Dans les cas plus prononcés, également Reiki pour l'*enfant intérieur*.

Régimes diététiques et traitements naturels complémentaires : gargarismes à l'aide d'une eau additionnée de son et d'argile. Porter brièvement à ébullition le son dans suffisamment d'eau puis laisser refroidir jusqu'à 40° Celsius, ajouter le miel et laisser infuser pendant une heure env. à 35°C environ. Le liquide obtenu peut ensuite servir à des gargarismes, tel quel ou dilué. Boire de la tisane de fenouil et faire des gargarismes. Un autre liquide à gargarismes efficace est

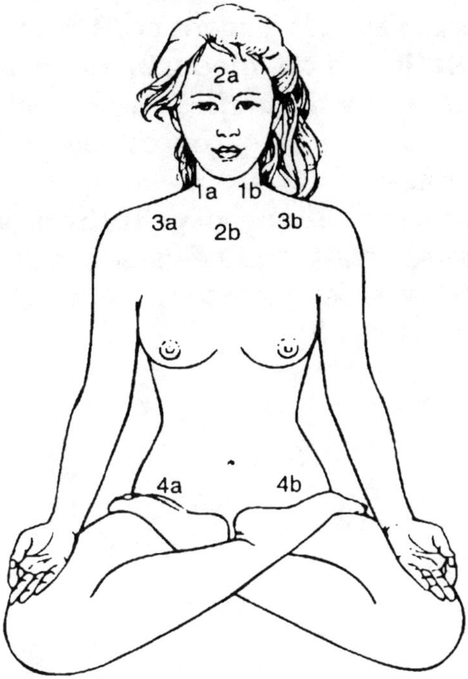

Positions du traitement : 1a,b) avant de la gorge, sans poser les mains ; 2a) front avec 3ème œil, 2b) glande du thymus ; 3a,b) clavicules ; 4a,b) plantes des pieds, orteils à milieu du pied.

obtenu en versant de l'eau très chaude sur de l'ail écrasé. Enveloppements de la gorge à l'aide d'une argile humide ou de feuilles de chou banc. Ne pas utiliser les feuilles extérieures. Eliminer les parties dures des feuilles et aplatir le reste à l'aide d'un rouleau à pâtisserie jusqu'à ce que les feuilles soient attendries et que le jus en jaillisse. Faire les gargarismes à l'eau salée.

Consultation d'un médecin ou d'un spécialiste de thérapies naturelles : seulement nécessaire dans les cas prononcés ou en cas de répétition fréquente du trouble.

Consultation d'un psychothérapeute : à conseiller seulement si aucune cause physique ne peut être décelée et si les méthodes thérapeutiques habituelles restent sans effet.

Hémorroïdes

Généralités : Les hémorroïdes se forment notamment chez les personnes qui sont beaucoup assises, qui n'ont pas assez de mouvement physique ou une alimentation déséquilibrée, qui souffrent souvent de constipation ou qui sont sujettes à des influences hormonales liées aux règles ou à la grossesse. D'autres causes possibles sont la fragilité des artères ou des tissus conjonctifs, une congestion au niveau de la veine porte, une maladie du foie, un trouble général ou localisé de la circulation des fluides de l'organisme ou une dilatation anormale des veines du rectum. Une dysharmonie psychique est également en jeu la plupart du temps.

Traitement par le Reiki du 1er Degré : appliquer le Reiki pendant six minutes au moins dans chacune des positions suivantes durant une période assez longue :

1a,b) sacrum, une main directement au-dessus de la raie des fesses et l'autre encore au-dessus ; 2a) sacrum, au-dessus de la raie des fesses, 2b) sous le coccyx en direction du périnée ; 3a,b) dans le dos, à la taille, ne pas traiter directement la colonne vertébrale ; 4) plexus solaire ; 5a,b) plantes des pieds depuis les orteils jusqu'au milieu du pied. En complément, alimenter souvent en Reiki le point 4) (tout particulièrement) mais aussi toute la région abdominale.

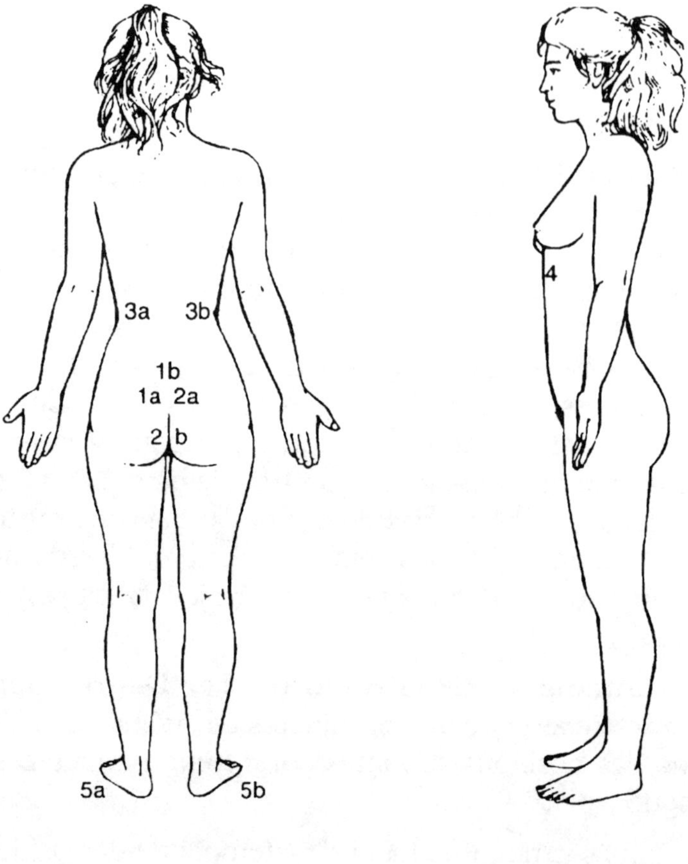

Positions du traitement : 1a,b) sacrum, une main directement au-dessus de la raie des fesses et l'autre encore au-dessus ; 2a) sacrum, au-dessus de la raie des fesses, 2b) sous le coccyx en direction du périnée ; 3a,b) dans le dos, à hauteur de la taille, de part et d'autre de la colonne vertébrale ; 4) plexus solaire ; 5a,b) plantes des pieds, orteils à milieu du pied.

Traitement par le Reiki du 2ème Degré : traitement mental avec requête. Dans les cas graves aussi le Reiki pour l'*enfant intérieur*.

Régimes diététiques et traitements naturels complémentaires : dans le cas d'hémorroïdes enflammés, lorsque tous les autres traitements n'ont rien donné, deux remèdes de bonne femme sont d'un très bon secours : éplucher une gousse d'ail pas trop petite, y pratiquer quelques incisions en surface à l'aide d'un couteau aiguisé et utiliser comme suppositoire. Ou tailler une racine fraîche de gingembre en forme de suppositoire et l'utiliser comme tel. L'un et l'autre ne sont qu'à utiliser en solution de secours car une utilisation prolongée de ces remèdes peut entraîner des irritations de la peau. Plus rapidement avec l'ail et plus lentement, en général, avec le gingembre. Pour une utilisation de longue durée, une pommade à l'hamamélis ou au souci ou du miel sont les bienvenus. Veiller à aller régulièrement à la selle. Se reporter si nécessaire à la rubrique "Constipation". Réduire fortement ou, mieux, supprimer, l'alcool, le tabac, le café, les épices fortes jusqu'à ce qu'une guérison durable se soit installée. Une alimentation de céréales complètes, végétarienne, riche en substances de lest est très indiquée. De l'exercice, régulièrement, apporte un mieux être, mais pas de sport de compétition ! A chaque repas, consommer au moins une tomate et par jour au moins une gousse d'ail crue finement hachée et boire deux à trois verres de boisson lactofermentée au moût de pain (Kanne Brottrunk®).

L'homéopathie : une fois par jour, un comprimé de Calcium fluoratum D 12 à une tablette et deux fois par jour deux comprimés de Silicea D 6 à deux tablettes sur une longue durée, pour fortifier les tissus conjonctifs et les vaisseaux. Laisser fondre dans la bouche une tablette de Magnesium Phosphoricum D 12 pour le rétablissement de l'équilibre psychique (environ 15 minutes avant le repas).

Consultation d'un médecin ou d'un spécialiste de thérapies naturelles : par mesure de sécurité, consulter toujours un médecin afin de dépister d'éventuels troubles plus graves au niveau des intestins. Une ablation chirurgicale est rarement conseillée et ne constitue qu'un traitement purement symptomatique. Un naturopathe ou praticien de médecines douces peut et doit déceler les causes plus profondes et aider dans les cas difficiles à retrouver la santé.

Consultation d'un psychothérapeute : comme mesure d'accompagnement, seulement dans les cas où le trouble persiste.

Enrouement

Généralités : l'enrouement peut avoir des causes relativement bénignes : surmenage de l'appareil vocal, abus de nicotine ou d'alcool, maladies dues au refroidissement et infections grippales, bronchite ou crispation de la région du cou ; mais elle peut être aussi, surtout dans les cas chroniques, le symptôme d'une affection plus sérieuse.

Traitement par le Reiki du 1er Degré : adopter les positions suivantes chaque jour pendant au moins 10 minutes chacune, jusqu'à résorption du symptôme :

1a,b) avant du cou, sans poser les mains ; 2a,b) clavicules ; 3) plexus solaire.

Traitement par le Reiki du 2ème Degré : lorsque le trouble se manifeste fortement ou se répète de manière chronique, traitement mental avec requête.

Régimes diététiques et traitements naturels complémentaires : prendre plusieurs fois par jour un jus d'oignon frais mélangé à du miel. Faire des gargarismes à l'aide d'eau additionnée de vinaigre de pomme et de miel ou à l'aide d'une infusion au gingembre. Demandez-vous si ce que vous dites exprime bien quelque chose que vous pouvez revendiquer. Ou ce quelque chose vous fait-il peur, vous rend-il incertain, vous crispe-t-il ou vous amène-t-il à vous mentir à vous-même ?

Consultation d'un médecin ou d'un spécialiste de thérapies naturelles : dans les cas graves et

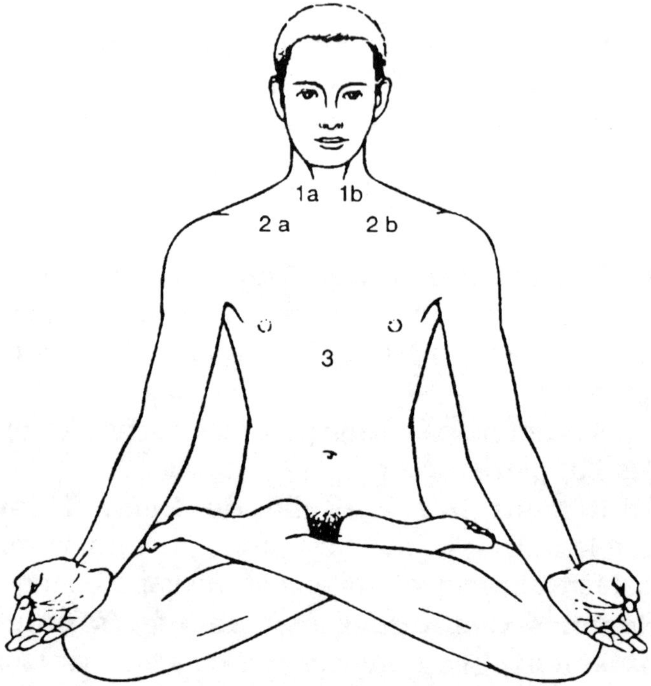

Positions du traitement : adopter les positions suivantes chaque jour pendant au moins 10 minutes chacune jusqu'à résorption du symptôme : 1a,b) avant du cou, sans poser les mains ; 2a,b) clavicules ; 3) plexus solaire.

chroniques, il est indispensable de se rendre chez le médecin pour que soit établi un diagnostic précis et pour pouvoir, le cas échéant, traiter à temps un trouble plus grave.

Consultation d'un psychothérapeute : utile seulement si aucune cause physique n'a pu être décelée et si les méthodes thérapeutiques habituelles sont sans effet.

Tour de reins (lumbago)

Généralités : le tour de reins joue ses tours à l'improviste, sous l'effet d'un mouvement maladroit, d'un travail physique inhabituel, d'un surmenage, du port de charges excessives, d'un refroidissement ou si la personne a pris de l'humidité. Le lumbago affecte souvent les personnes âgées, accablées par la fatigue et l'usure. La douleur part principalement de la colonne vertébrale . Son apparition est soudaine et violente.

Traitement par le Reiki du 1er Degré : traiter régulièrement, s'il le faut plusieurs fois par jour, chacune des positions suivantes pendant au moins 10 minutes :

1a) sacrum, 1b) vertèbre cervicale proéminente, juste sous le départ du cou ; 2a,b) la zone à droite et à gauche de la colonne vertébrale, au niveau du centre névralgique ; 3a,b) face interne des pieds depuis le gros orteil jusqu'au talon.

Traitement par le Reiki du 2ème Degré : traitement mental avec requête et Reiki pour l'*enfant intérieur* ; à pratiquer pendant un temps prolongé.

Régimes diététiques et traitements naturels complémentaires : boire de la tisane de camomille et faire des enveloppements à la tisane de camomille chaude. Boire du jus de baies de sureau chaud (pas brûlant !), trois à cinq fois par jour un demi verre. Se frotter à l'aide d'essence de plantes japonaise (à base de menthe) ou de baume du tigre. Poser plusieurs couches de feuilles de chou blanc (le procédé est décrit à la

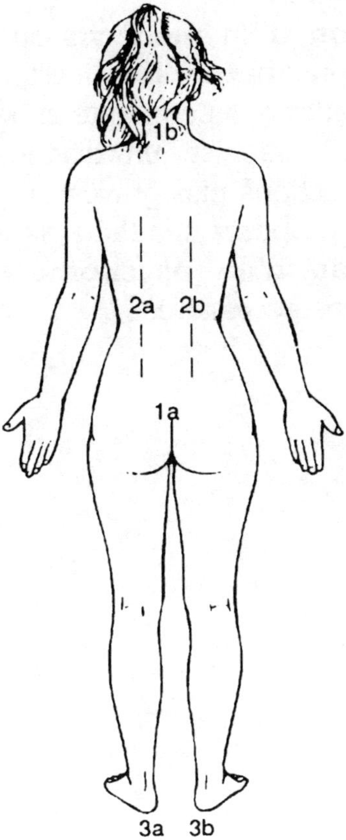

Positions du traitement : 1a) sacrum, 1b) vertèbre cervicale proéminente, juste sous le départ du cou ; 2a,b) la zone à droite et à gauche de la colonne vertébrale, à l'endroit où se situe le centre névralgique ; 3a,b) face interne des pieds depuis le gros orteil jusqu'au talon.

rubrique "Maux de gorge") et maintenir à température chaude. Changer toutes les deux heures. Frotter à l'aide d'un alcool d'orties. Apprendre les exercices de la méthode Feldenkrais.

Consultation d'un médecin ou d'un spécialiste de thérapies naturelles : il est indispensable de consulter un praticien expérimenté en médecines naturelles pour qu'il établisse un diagnostic et dépiste d'éventuelles affections plus graves ; il pourra aussi, si le mal persiste, proposer une thérapie efficace.

Consultation d'un psychothérapeute : n'est généralement pas nécessaire.

Toux

Généralités : la toux peut apparaître seule ou en accompagnement d'autres affections. En général, elle se présente en même temps que d'autres symptômes de refroidissement tels que les maux de gorge, l'enrouement, la grippe, la fièvre, etc. Si cela est le cas, se reporter également aux rubriques correspondantes.

Traitement par le Reiki du 1er Degré : appliquer plusieurs fois par jour les positions suivantes pendant environ 10 minutes chacune :

1a,b) clavicules ; 2a,b) milieu de la poitrine, et en complément, seulement dans les cas de forte toux : 3a,b) prendre les mains du patient en croix (parce que c'est plus confortable) de façon à appliquer paume contre paume. Si la toux est forte, traiter également la partie supérieure du dos.

Traitement par le Reiki du 2ème Degré : traitement mental avec requête. En cas de toux forte, également Reiki pour l'*enfant intérieur*.

Régimes diététiques et traitements naturels complémentaires : boire tiède plusieurs fois par jour, une tisane moitié anis, moitié fenouil additionnée de miel. Cuire un potage de flocons d'avoine et d'eau. Attention : temps maximal de cuisson limité à 5 minutes. Laisser refroidir ; quand le potage est tiède, ajouter un peu de lait cru et du miel. En manger plusieurs fois par jour de petites portions. Prendre cinq à dix fois par jour une cuillerée à soupe de jus d'oignon

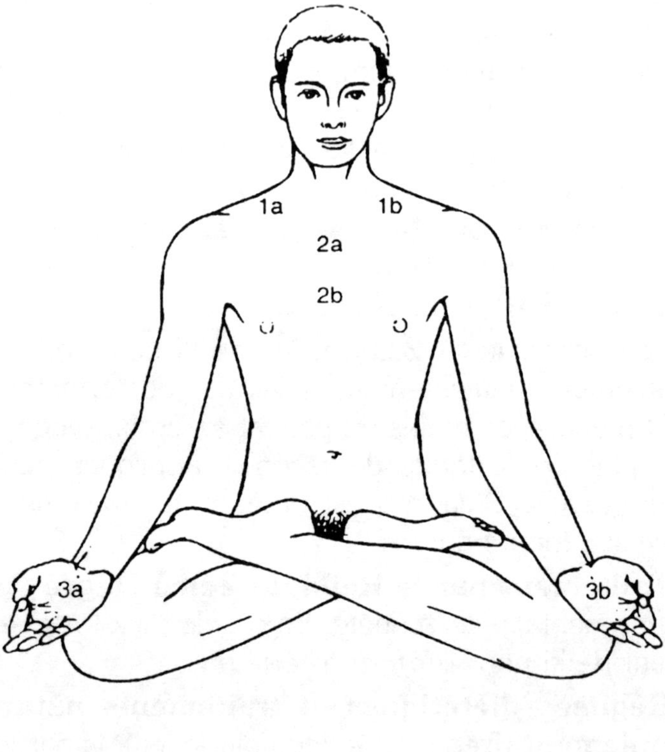

Positions du traitement : 1a,b) clavicules ; 2a,b) milieu de la poitrine : 3a,b) paumes.

frais additionné de miel. Frotter la poitrine à l'aide d'essences de plantes du Japon ou de baume du tigre.

Consultation d'un médecin ou d'un spécialiste de thérapies naturelles : si au plus tard après une semaine la toux n'a pas disparue, si elle est très forte ou s'accompagne d'émissions de sang, il est indispensable de consulter un médecin.

Consultation d'un psychothérapeute : pas nécessaire en général.

Faiblesse immunitaire (hors SIDA)

Généralités : chez un grand nombre de personnes, les fonctions du système immunitaire sont affaiblies par moment ou même de manière chronique. Ceci se voit en particulier dans la tendance à prendre froid ou à développer des inflammations ainsi qu'à une fatigue et à une faiblesse généralisées.

Traitement par le Reiki du 1er Degré : appliquer les positions suivantes sur une longue durée, si possible plusieurs fois par jour pendant au moins cinq minutes chacune.

1a,b) du front aux dents, parallèlement au nez ; 2a,b) clavicules ; 3a) plexus solaire, 3b) foie ; 4a,b) V du bassin, poser les mains en forme de V entre l'os iliaque et le pubis ; 5a,b) sur la face dorsale sous le cou, partir de la vertèbre cervicale proéminente vers l'avant ; 6a) sacrum, 6b) sous le coccyx jusqu'au périnée.

Traitement par le Reiki du 2ème Degré : traitement mental avec requête et Reiki pour l'*enfant intérieur*.

Régimes diététiques et traitements naturels complémentaires : passer à une alimentation végétarienne. Supprimer l'alcool, le sucre raffiné, le chocolat, la farine blanche et le café. Prendre pendant un temps prolongé des préparations à l'Eleuterokok ou à l'Echinacea. Boire chaque jour trois verres de boisson lactofermentée au moût de pain (Kanne Brottrunk®) avec grains fermentés (Fermentgetreide®) et miel, et répartir sur les différents repas deux gousses d'ail crues

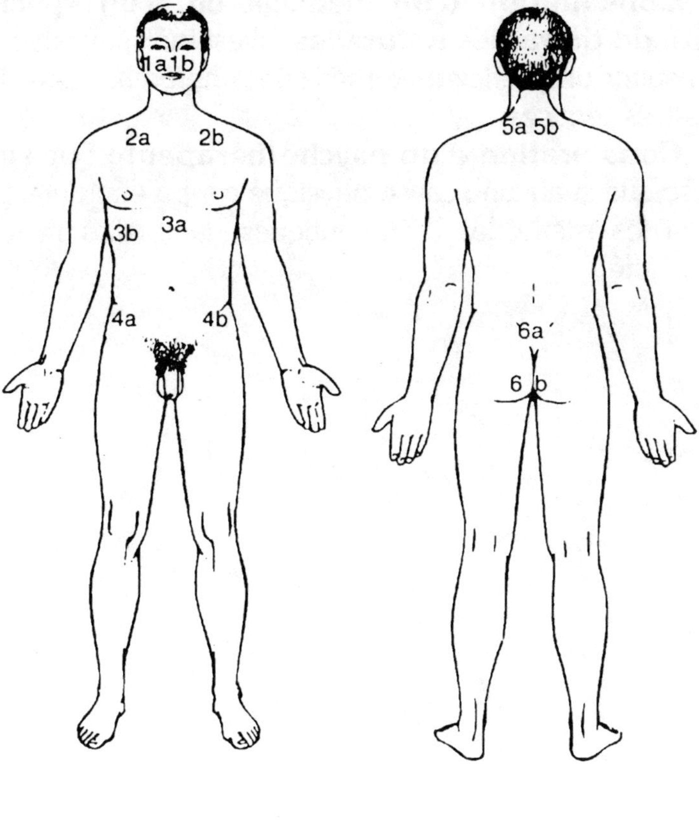

Positions du traitement : 1a,b) front à dents, parallèlement au nez ; 2a,b) clavicules ; 3a) plexus solaire, 3b) foie ; 4a,b) V du bassin ; 5a,b) sur la face dorsale sous le cou, partir de la vertèbre cervicale proéminente vers l'avant ; 6a) sacrum, 6b) sous le coccyx jusqu'au périnée.

finement hachées. Consommer régulièrement de la choucroute crue, non pasteurisée et du chou blanc frais avec des poivrons rouges et des oignons répartis en petites portions sur les différents repas de la journée.

Consultation d'un médecin ou d'un spécialiste de thérapies naturelles : il est indispensable de consulter un praticien de médecines naturelles dans les cas très tenaces.

Consultation d'un psychothérapeute : ne s'impose que si aucune cause physique n'a pu être détectée et si les méthodes thérapeutiques habituelles restent sans effet.

Piqûres d'insectes

Généralités : chez les personnes allergiques au poison d'un insecte, une piqûre peut être mortelle. Certaines personnes se font piquer plus souvent que d'autres. Cela ne se produit certainement pas par hasard... Vérifier à l'aide des tables d'acupuncture sur quels méridiens ou points se situent les piqûres et renseignez-vous sur la signification de ces points et méridiens. Vous ne manquerez pas de faire des découvertes intéressantes. Les points d'acupuncture qui nécessitent un traitement sont énergétiquement plus faibles que les zones saines alentour. Avec leurs sens subtils, les insectes perçoivent ces points où les défenses sont affaiblies et c'est vers ces zones moins protégées de la peau qu'ils se dirigent le plus volontiers.

Traitement par le Reiki du 1er Degré : traiter immédiatement l'endroit de la piqûre sans entrer en contact avec la peau. Pour infléchir à terme la tendance à être piqué, traiter les positions 1) à 3) chaque jour pendant au moins cinq minutes chacune, pendant une période prolongée, et la troisième position pendant au moins dix minutes.

1a,b) du front jusqu'aux dents, parallèlement au nez ; 2a,b) V du bassin, poser les mains en forme de V entre l'os iliaque et le pubis ; 3a,b) plexus solaire.

Traitement par le Reiki du 2ème Degré : en cas de piqûres d'insectes fréquentes, traitement mental avec requête.

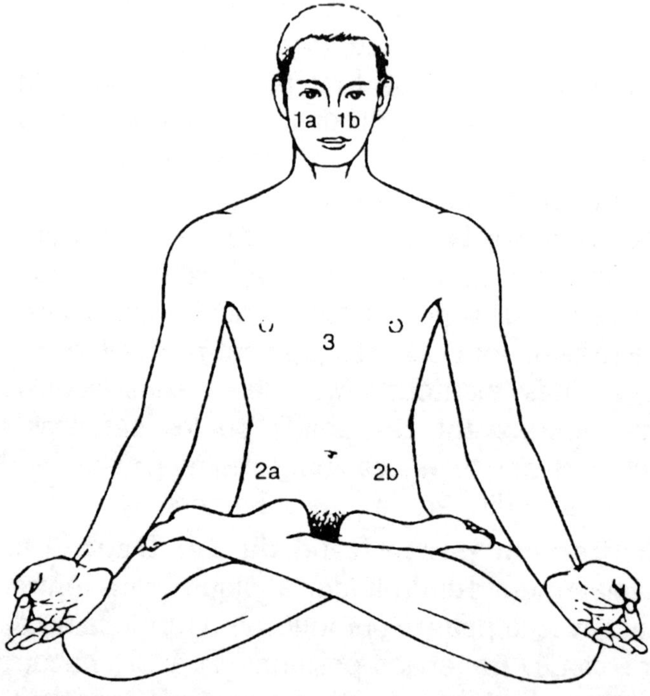

Positions du traitement : 1a,b) front à dents, parallèlement au nez ; 2a,b) V du bassin ; 3a,b) plexus solaire.

Régimes diététiques et traitements naturels complémentaires : le cas échéant, retirer immédiatement le dard avec votre ongle et sucer la plaie. Ensuite, poser dessus une tranche d'oignon ou de citron et frotter avec de l'ail frais ou du sel légèrement humecté d'eau. L'huile d'olive, le dentifrice ou une argile humide font également l'affaire.

Consultation d'un médecin ou d'un spécialiste de thérapies naturelles : consulter immédiatement le médecin en cas d'allergie, de difficultés respiratoires, de piqûres de frelons à proximité des centres nerveux, des gros vaisseaux sanguins, des voies respiratoires ou des oreilles !

Consultation d'un psychothérapeute : inutile.

Sciatique

Généralités : aux alentours de la cinquantaine, beaucoup de personnes commencent à souffrir du nerf sciatique. Dans 9 cas sur 10, le mal est dû à une hernie discale ou à une maladie dégénérative d'une partie de la colonne vertébrale. Les centres "énergétiques correspondants sont les 1er et 2ème chakras principaux.

Traitement par le Reiki du 1er Degré : appliquer les positions suivantes plusieurs fois par jour si possible pendant au moins 15 minutes jusqu'au déclin de l'affection :

1a) à droite du sacrum, sur la partie supérieure du muscle fessier, 1b) plante de pied droite au niveau du talon ; 2a) comme 1a) à gauche, 2b) comme 1b) à gauche ; 3a) sacrum. Pour atténuer à terme la tendance à souffrir du nerf sciatique, traiter les parties indiquées, même en l'absence de crise, ainsi que la partie inférieure du dos à droite et à gauche de la colonne vertébrale et 3a) avec 3b) coude gauche puis 3a) avec 3c) coude droit.

Traitement par le Reiki du 2ème Degré : traitement mental avec requête et Reiki pour l'*enfant intérieur*.

Régimes diététiques et traitements naturels complémentaires : renoncer à l'alcool, au tabac et au café. Boire jusqu'à cinq fois par jour un demi verre de jus de chou blanc frais. Applications chaudes d'argile, à changer toutes les deux heures. Appliquer plusieurs couches de feuilles de chou blanc (voir à la rubrique

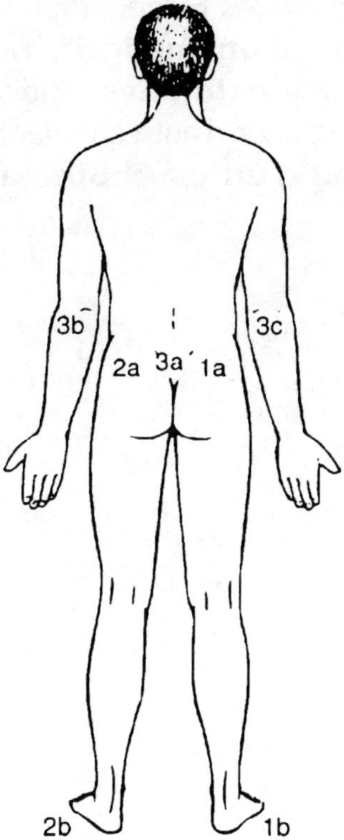

Positions du traitement : 1a) à droite du sacrum, sur la partie supérieure du muscle fessier, 1b) plante de pied droite au niveau du talon ; 2a) comme 1a) à gauche, 2b) comme 1b) à gauche ; 3a) sacrum, 3b) coude gauche puis 3c) coude droit.

"Maux de gorge"). Réfléchissez à la question : pourquoi ne souhaitez-vous pas pouvoir aller votre chemin en ce moment ? En quoi cela vous fait-il peur ? Qu'est-ce qui vous fait peur actuellement sans que vous l'exprimiez ? Apprendre les exercices Feldenkrais.

Consultation d'un médecin ou d'un spécialiste de thérapies naturelles : indispensable, car ce symptôme peut cacher d'autres maladies graves.

Consultation d'un psychothérapeute : généralement inutile.

Fractures

Généralités : le traitement des fractures est évidemment du ressort des médecins. Toutefois, certains remèdes de la pharmacopée familiale, administrables en complément, peuvent favoriser une guérison plus rapide et sans complications. Le centre énergétique correspondant est le 1er chakra.

Traitement par le Reiki du 1er Degré : traiter directement plusieurs fois par jour pendant au moins 15 minutes, directement au niveau de la fracture. Donner en outre au moins cinq minutes de Reiki au sacrum et en dessous du coccyx jusqu'au périnée. Plus les applications de Reiki seront nombreuses, mieux cela vaudra.

Traitement par le Reiki du 2ème Degré : traitement mental avec requête et dans le cas de fractures importantes également Reiki pour l'*enfant intérieur* et Reiki pour le *Moi Supérieur*.

Régimes diététiques et traitements naturels complémentaires : remèdes homéopathiques : 15 gouttes 3 fois par jour de Symphytum D2 ; deux comprimés d'Arnica D 6 deux fois par jour et deux comprimés de Calcium phosphoricum D 6 deux fois par jour jusqu'à guérison complète.

Consultation d'un médecin ou d'un spécialiste de thérapies naturelles : consulter d'urgence un médecin ! De préférence un médecin du sport ou spécialisé dans les accidents car un généraliste n'est pas toujours capable de déchiffrer correctement une radiographie complexe, telle que celles d'une fracture de la main ou du pied. En cas de contusion ou de foulure, vérifier néanmoins s'il n'y a pas aussi fracture.

Consultation d'un psychothérapeute : inutile, sauf dans le cas d'une tendance marquée à ce genre d'accidents.

Maux de tête

Généralités : les maux de tête peuvent être le symptôme des troubles les plus variés tels que : surmenage physique et psychique, influences climatiques et atmosphériques, changement de climat, manque de sommeil, abus d'aliments excitants ou flattant le goût, fortes agitations intérieures, stress, blessures à la tête, déplacements de vertèbres cervicales, inflammations subaiguës ou chroniques de la gorge ou de la tête, ou intoxication par des produits chimiques ou des aliments. Voir aussi aux rubriques "Migraine" et "Désintoxication".

Traitement par le Reiki du 1er Degré : essayer les positions suivantes et ne continuer à employer que celles qui se sont révélées efficaces, jusqu'à disparition des symptômes. Les maux de tête peuvent être d'origines très diverses et nécessitent donc aussi des traitements différenciés selon leur nature. Appliquer les positions efficaces plusieurs fois par jour pendant au moins dix minutes chacune :

1a,b) tempes ou autre point douloureux ; 2a,b) plantes des pieds, depuis les orteils jusqu'au milieu du pied (excès d'énergie au niveau de la tête) ; 3a,b) départ du cou, nuque et épaules (crispations musculaires) ; 4) sacrum puis 5a,b) V du bassin, poser les mains en forme de V entre l'os iliaque et le pubis (dysharmonie dans la région du bassin, 1er et 2ème chakras) ; 6a) plexus solaire, 6b) foie (troubles gastriques/digestifs). Pour un mal de tête d'un seul côté,

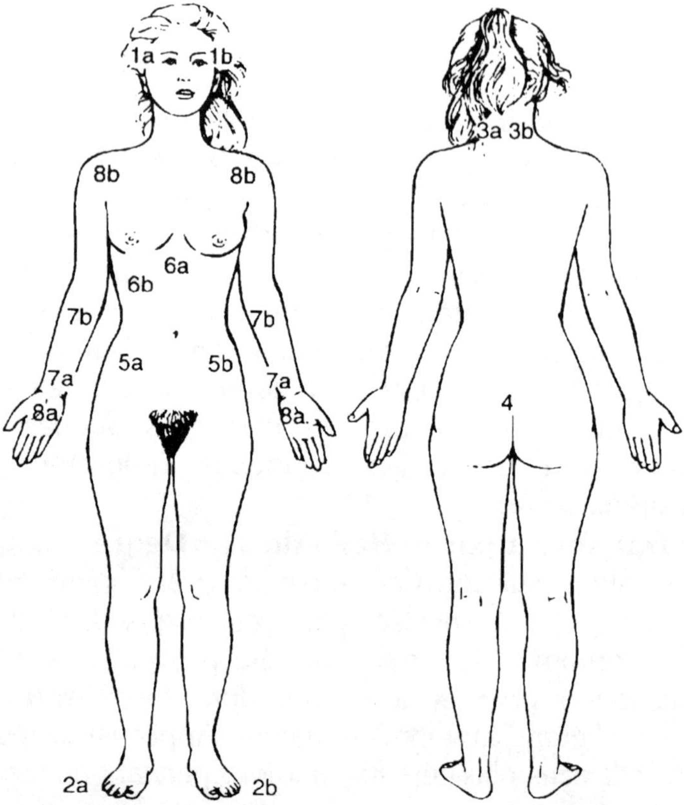

Positions du traitement : 1a,b) tempes ou autre point douloureux ; 2a,b) plantes des pieds, depuis les orteils jusqu'au milieu du pied ; 3a,b) départ du cou, nuque et épaules ; 4) sacrum ; 5a,b) V du bassin ; 6a) plexus solaire, 6b) foie ; 7a) poignet, 7b) milieu de l'avant-bras ; 8a) paume, 8b) partie supérieure du bras au niveau de l'articulation avec l'épaule.

sur lequel les autres positions n'ont aucun effet ; 7a) traiter d'une main le poignet du même côté et 7b) le milieu de l'avant-bras puis 8a) saisir la main de façon à appliquer paume contre paume et à l'aide de l'autre main 8b) traiter la partie supérieure du bras au niveau de l'articulation avec l'épaule.

Traitement par le Reiki du 2ème Degré : traitement mental avec requête. Dans les cas prononcés ou pour obtenir une harmonisation durable appliquer aussi le Reiki pour l'*enfant intérieur*.

Régimes diététiques et traitements naturels complémentaires : boire trois à quatre fois par jour de la boisson lactofermentée au moût de pain (Kanne Brottrunk®). Bains de pieds à la tisane de gingembre chaude et concentrée jusqu'à ce que les maux de tête aient pratiquement ou totalement disparu. Envelopper dans une serviette du fromage blanc épais et pas trop froid, et appliquer le tout sur le front et les tempes.

Consultation d'un médecin ou d'un spécialiste de thérapies naturelles : si les maux de tête surviennent fréquemment ou durent longtemps, il est indispensable de consulter un praticien de thérapies naturelles, un neurologue, un spécialiste de la colonne vertébrale ou un thérapeute de la méthode Feldenkrais, afin qu'il dresse un diagnostic précis et puisse entreprendre les mesures thérapeutiques adaptées.

Consultation d'un psychothérapeute : en l'absence de causes physiques identifiables et si les méthodes thérapeutiques habituelles restent sans effet, il peut être judicieux d'entreprendre une cure psychothérapeutique.

Irritations gastriques

Généralités : les irritations gastriques sont dues à des causes aiguës telles que l'abus de produits qui flattent le goût, mais se produisent aussi en réaction à certains médicaments ou suite à une intoxication alimentaire ou à l'ingestion d'aliments non supportés par le corps. Si les irritations gastriques sont fréquentes elles peuvent aussi être le signe d'un surmenage psychique, de peurs, d'incertitudes, de chagrins, d'une surcharge ou d'une maladie physique. Le centre énergétique correspondant est le 3ème chakra.

Traitement par le Reiki du 1er Degré : traiter plusieurs fois par jour la région de l'estomac pendant au moins 15 minutes puis en complément, toute la région abdominale. Dans les cas prononcés, traiter aussi la partie médiane des deux plantes de pieds et l'occiput.

Traitement par le Reiki du 2ème Degré : traitement mental avec requête et, dans les cas chroniques, Reiki pour l'*enfant intérieur*.

Régimes diététiques et traitements naturels complémentaires : le remède par excellence contre les irritations gastriques est le baume de silicea. Ce baume exerce un excellent effet à la fois médicinal et symptomatique. Dans les cas aigus ou chroniques, un jus de chou blanc fraîchement pressé additionné d'un peu d'aneth finement hachée ou de cumin moulu donne des résultats excellents. L'argile "ultra" est également très bénéfique. Si vous n'avez rien de tout cela à la maison, du thé noir nature fera l'affaire. Celui qui ne souhaite pas jeûner durant le processus de guérison (le jeûne est vivement recommandé) découvrira qu'une purée de pommes de terre fraîchement préparée (les recettes peuvent être nombreuses) exerce une action positive sur l'estomac et favorise la guérison.

Consultation d'un médecin ou d'un spécialiste de thérapies naturelles : dans les cas aigus violents ou chroniques, il est indispensable de consulter un spécialiste des thérapies naturelles pour obtenir un diagnostic précis et, si nécessaire, mettre en place une thérapie adéquate.

Consultation d'un psychothérapeute : recommandée dans les cas d'irritations persistantes.

Migraine

Généralités : les personnes sensibles, flexibles et consciencieuses qui, objectivement et subjectivement, sont en permanence exposées au stress et ne trouvent pas le moyen de s'accorder un temps de repos ou de détente, souffrent fréquemment de migraine. Les facteurs déclencheurs, mais non pas les causes, peuvent être un changement atmosphérique, un vent tel que le Föhn, etc. La plupart du temps, il y a une prédisposition héréditaire.

Traitement par le Reiki du 1er Degré : appliquer les positions suivantes plusieurs fois par jour pendant au moins six minutes chacune, sur une durée prolongée. Le traitement devrait commencer aussitôt dès les premiers signes de migraine.

1) plexus solaire ; 2a,b) tempes ; 3a,b) poser les mains au-dessus des oreilles, en partant des tempes et en les orientant à l'oblique vers le haut ; 4a,b) V du bassin, poser les mains en forme de V entre l'os iliaque et le pubis ; 5a,b) plantes des pieds, depuis les orteils jusqu'au moins au milieu du pied. Par ailleurs, masser souvent les deux lobes des oreilles jusqu'à ce qu'ils soient bien irrigués puis tenir quelques instants à l'aide du pouce, de l'index et du majeur. Masser la face intérieure des gros orteils (face à l'orteil suivant) puis recouvrir d'autant de doigts que l'on peut y mettre et conserver la position quelques minutes. Pour réduire la tendance à la migraine, appliquer quotidiennement, sur une durée

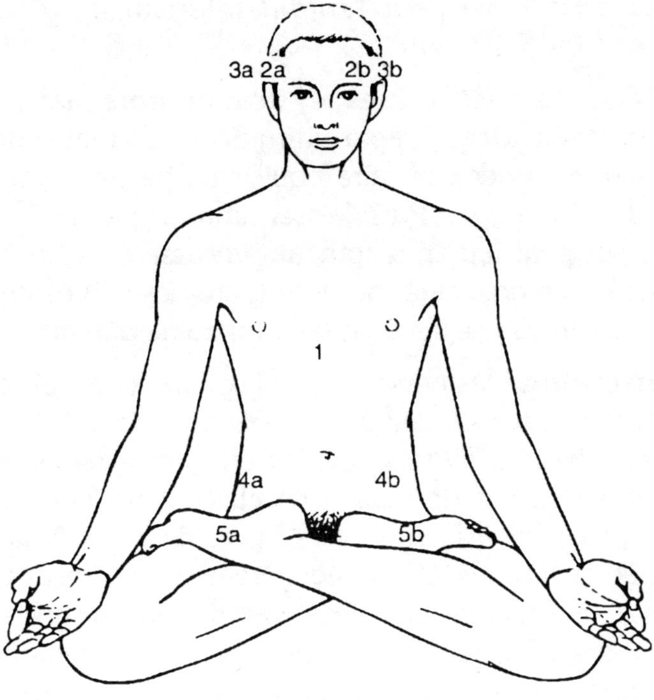

Positions du traitement : 1) plexus solaire ; 2a,b) tempes ; 3a,b) mains partant des tempes au-dessus des oreilles et orientées à l'oblique vers le haut ; 4a,b) V du bassin ; 5a,b) plantes des pieds, orteils à milieu du pied.

prolongée, les positions 1), 4a,b) et 5a,b) pendant au moins 10 minutes chacune.

Traitement par le Reiki du 2ème Degré : traitement mental avec requête ; pour obtenir un changement durable et une conduite de vie harmonieuse, appliquer le Reiki pour l'*enfant intérieur* et le Reiki pour le *Moi Supérieur*.

Régimes diététiques et traitements naturels complémentaires : râper un morceau de raifort de la longueur de l'index et faire bouillir un instant dans un litre de vin rouge. Puis laisser infuser pendant une heure sur petit feu en recouvrant la casserole d'un couvercle. De ce breuvage, prendre toutes les heures une à deux cuillerées jusqu'à ce que la migraine diminue.

Attention : les personnes qui souffrent des reins ne boiront de ce vin de raifort que s'ils ont l'accord de leur médecin traitant ! Pratiquer des enveloppements avec plusieurs couches de feuilles de chou blanc (voir comment procéder à la rubrique "Maux de gorge") sur le front et les tempes. Boire régulièrement de la tisane de mélisse additionnée de miel — même en l'absence de symptômes. Frotter les tempes, le front et la région de l'estomac à l'aide de quelques gouttes d'essence de lavande de la meilleure qualité possible. Placer un sachet de lavande sous l'oreiller. Apprenez à vous détendre et permettez-vous de vous changer parfois les idées.*

---

* Un approfondissement de ce thème sous l'angle spirituel est donné au Chapitre 3 de mon livre "Das Tao des Geldes" (Le Tao de l'argent), Windferd Verlag.

Consultation d'un médecin ou d'un spécialiste de thérapies naturelles : un spécialiste des thérapies naturelles devrait impérativement établir un diagnostic précis en cas de migraine récurrente et si nécessaire indiquer les traitements appropriés.

Fatigue chronique

Généralités : beaucoup de personnes souffrent de nos jours de fatigue chronique. Les raisons peuvent être très diverses. Voir aussi à la rubrique "Désintoxication".

Traitement par le Reiki du 1er Degré : appliquer les positions suivantes pendant un temps prolongé, à raison d'au moins cinq minutes chacune :

1a) plexus solaire, 1b) foie ; 2a,b) V du bassin, poser les mains en forme de V entre l'os iliaque et le pubis ; 3a,b) clavicules ; 4a) sacrum, 4b) sous le coccyx jusqu'au périnée ; 5a,b) reins ; 6a,b) en dessous du départ du cou, des deux côtés de part et d'autre de la cervicale proéminente, vers l'avant ; 7a,b) plantes des pieds, depuis les orteils jusqu'à au moins le milieu du pied.

Traitement par le Reiki du 2ème Degré : traitement mental avec requête et Reiki pour l'*enfant intérieur*.

Régimes diététiques et traitements naturels complémentaires : suivre pendant un temps prolongé un régime végétarien et renoncer à l'alcool, au thé noir et au chocolat. Boire quotidiennement deux à trois fois par jour de la Boisson suédoise authentique Infirmarius-Rovit, un grand verre de boisson lactofermentée au moût de pain (Kanne Brottrunk®) avec grain fermenté (Fermentgetreide®) et consommer une salade pommée aussi fraîche que possible préparée avec du vinaigre de pomme, de l'huile de germe de blé, des graines de luzerne et une gousse d'ail. Boire quoti-

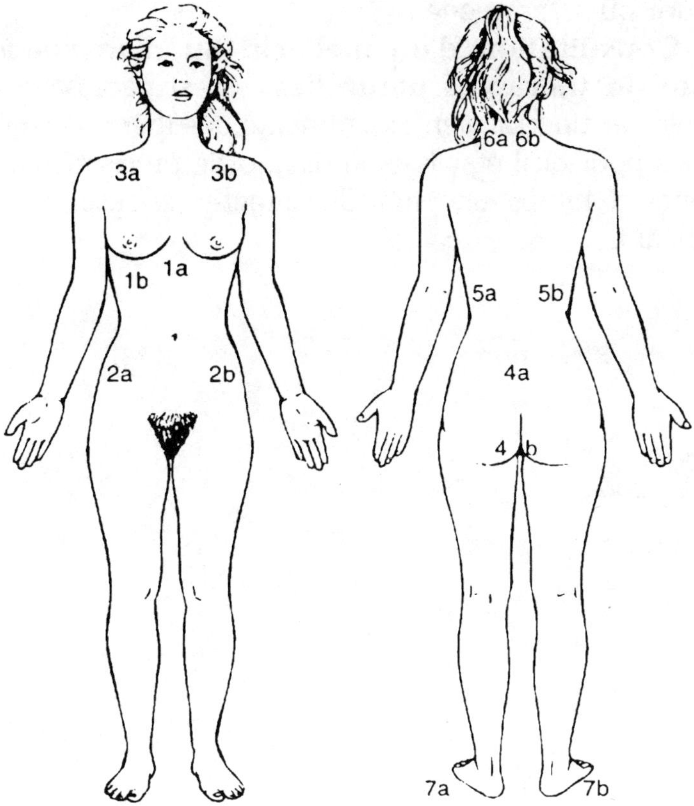

Positions du traitement : 1a) plexus solaire, 1b) foie ; 2a,b) V du bassin ; 3a,b) clavicules ; 4a) sacrum, 4b) sous le coccyx jusqu'au périnée ; 5a,b) reins ; 6a,b) en dessous du départ du cou, des deux côtés à partir de la cervicale proéminente, vers l'avant ; 7a,b) plantes des pieds, orteils à milieu du pied.

diennement du jus de carotte fraîchement pressé additionné d'un peu d'huile de germe de blé et de jus de citron. Faire régulièrement de l'exercice à l'air libre, courir ou se promener.

Consultation d'un médecin ou d'un spécialiste de thérapies naturelles : il est nécessaire de consulter un praticien expérimenté des thérapies naturelles pour qu'il établisse un diagnostic précis et puisse traiter à temps une maladie latente sérieuse, le cas échéant.

Tensions dans la nuque
Syndrome bras-épaule

Généralités : Les causes de cette maladie gênante, et souvent très handicapante, peuvent être multiples : par exemple, processus inflammatoires dans la région bras-épaule, conséquences rhumatismales d'une blessure, se déclarant bien après la guérison ou dépôts calcaires suite à une diminution des mouvements dans cette région ;

Traitement par le Reiki du 1er Degré : appliquer les positions suivantes sur une période prolongée pendant au moins six minutes chacune :

1a,b) cou, face arrière ; 2a,b) depuis la cervicale proéminente, en dessous du départ du cou, vers l'avant ; 3) plexus solaire ; 4a,b) prendre les mains du patient en croix (parce que c'est plus confortable) de façon à appliquer paume contre paume ; 5a,b) partie supérieure des bras à l'articulation des épaules.

Traitement par le Reiki du 2ème Degré : traitement mental avec requête. dans les cas très forts aussi Reiki pour l'*enfant intérieur*.

Régimes diététiques et traitements naturels complémentaires : passer à une alimentation végétarienne équilibrée. Supprimer pendant un certain temps l'alcool et le sel. Gymnastique thérapeutique adaptée, Qi Gong, Feldenkrais, Tai Chi Chuan avec un praticien compétent ; pratiquer encore longtemps après disparition du trouble. Boire chaque jour plusieurs verres de boisson lactofermentée au moût de pain (Kanne

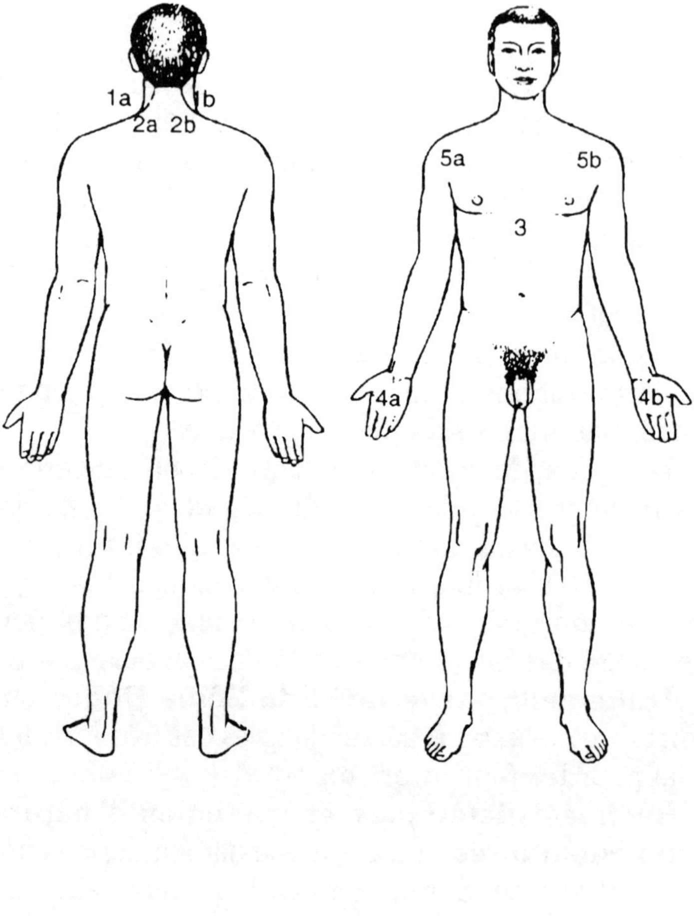

Positions du traitement : 1a,b) cou, face arrière ; 2a,b) depuis la cervicale proéminente en dessous du départ du cou, vers l'avant ; 3) plexus solaire ; 4a,b) paumes ; 5a,b) partie supérieure des bras à articulation des épaules.

Brottrunk®) et veiller à apporter des quantités importantes de vitamines C, E et B. Lavement soigneux des intestins avec le conseil d'un naturopathe expérimenté .

Consultation d'un médecin ou d'un spécialiste de thérapies naturelles : dans les cas forts et tenaces, toujours consulter un praticien expérimenté des thérapies naturelles car ces symptômes peuvent également apparaître en lien avec des maladies graves. Si nécessaire, mettre en route la thérapie qu'il saura vous conseiller.

Consultation d'un psychothérapeute : dans les cas très tenaces.

Nervosité

Généralités : la nervosité est un concept global pour désigner une multitude de troubles affectant le système végétatif. Le physique est étroitement lié au psychisme sur ce plan. L'unité du corps (soma) et de l'esprit (psyché) peut être perturbée par le stress, le sentiment de surmenage, un mode de vie non harmonieux, trop de ruminations et pas assez de vie. C'est ainsi que se développent avec le temps les maladies psychosomatiques.

Traitement par le Reiki du 1er Degré : appliquer les positions suivantes pendant un temps prolongé à raison d'au moins six minutes chacune, tous les jours si possible :

1a,b) du front jusqu'aux dents, parallèlement au nez ; 2a,b) tempes ; 3a) plexus solaire et 3b) bas-ventre pendant au moins 12 minutes ! ; 4a,b) plantes des pieds, depuis les orteils jusqu'au milieu du pied.

Traitement par le Reiki du 2ème Degré : traitement mental avec requête et Reiki pour l'*enfant intérieur*.

Régimes diététiques et traitements naturels complémentaires : tisane de mélisse au miel ; avoine sous forme homéopathique : 10 à 20 gouttes trois à quatre fois par jour d'Avena sativa D 1. Instaurer une journée de crudités par semaine. Renoncer au café, au chocolat, au cacao et au thé noir. Renforcer les doses de vitamines du complexe B, de vitamines E et C et de lécithine. Apprendre le yoga et le Tai Chi Chuan.

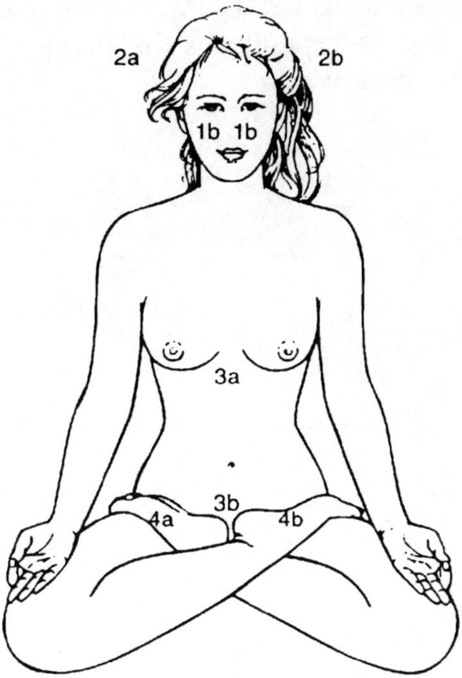

Positions du traitement : 1a,b) front à dents, parallèlement au nez 2a,b) tempes ; 3a) plexus solaire et 3b) bas-ventre ; 4a,b) plantes des pieds, orteils à milieu du pied.

Consultation d'un médecin ou d'un spécialiste de thérapies naturelles : si la nervosité persiste ou si elle handicape fortement la vie de l'intéressé, il est indispensable de consulter un spécialiste des thérapies naturelles.

Consultation d'un psychothérapeute : indispensable dans les cas persistants qui ne réagissent pas aux méthodes thérapeutiques habituelles. Consulter également un neurologue.

Syndrome prémenstruel

Généralités : est une conséquence des variations hormonales au cours du cycle de la femme — et des difficultés généralement subconscientes qu'a la femme à accepter pleinement cette forme d'expression de sa sexualité. Ce syndrome, souvent difficile à résorber, montre combien la nature tient à ce que la femme se réconcilie avec sa propre féminité.

Traitement par le Reiki du 1er Degré : appliquer les positions suivantes durant un temps prolongé, à compter de l'ovulation et jusqu'à disparition du syndrome, à raison de 7 minutes au moins par position :

1a,b) du front jusqu'aux dents, parallèlement au nez ; 2a) cœur, 2b) plexus solaire ; 3a,b) V du bassin, poser les mains en forme de V entre l'os iliaque et le pubis ; 4a) front et 3ème œil avec 4b) 2ème chakra sur bas-ventre, juste au-dessus du pubis au milieu du corps ; 5a,b) prendre les mains du patient en croix (parce que c'est plus confortable) de façon à appliquer paume contre paume.

Traitement par le Reiki du 2ème Degré : traitement mental avec requête et Reiki pour l'*enfant intérieur*.

Régimes diététiques et traitements naturels complémentaires : apport supplémentaire en vitamines du complexe B, après l'ovulation surtout B 6. Par ailleurs, prendre pendant un certain temps des capsules d'huile de bourrache ou d'huile d'onagre. Tisane de mélisse au miel, méditation lunaire avec une pierre

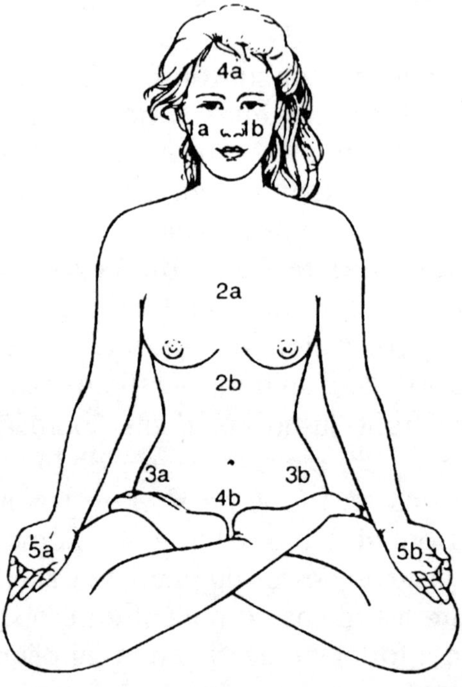

Positions du traitement : 1a,b) front à dents, parallèlement au nez ; 2a) cœur, 2b) plexus solaire ; 3a,b) V du bassin ; 4a) front et 3ème œil, 4b) bas-ventre, au-dessus du pubis ; 5a,b) paumes.

de lune entre les mains et de la cornaline sur le 2ème chakra. Pendant ce temps, regarder la lune et se contenter de ressentir ce que l'on éprouve pendant au moins 30 minutes. Méditer sur la carte de tarot "la grande prêtresse" et réfléchir sur les rythmes de la création, tels que le jour et la nuit, la vie et la mort et surtout sur la signification spirituelle de sa féminité et comment la vivre et en jouir dans le quotidien.

Consultation d'un médecin ou d'un spécialiste de thérapies naturelles : dans les cas forts, consulter un praticien des thérapies naturelles. La médecine holistiqe connaît de nombreux moyens pour guérir du syndrome prémenstruel.

Consultation d'un psychothérapeute : très utile dans les cas tenaces.

Prostate

Généralités : les circonstances qui donnent lieu à une affection de la prostate sont multiples : infection bactérienne, infection des voies urinaires, abcès à la racine des dents, charge psychique persistante, goutte, hypothermie, excès de relations sexuelles mais aussi abstinence sexuelle. Les centres énergétiques correspondants sont les chakras 1 et 2. Informez-vous sur les fonctions respectives de ces deux chakras et déterminez lesquels vous n'avez pas encore réussi à intégrer harmonieusement à votre vie.

Traitement par le Reiki du 1er Degré : appliquer sur une longue durée les positions suivantes à raison d'au moins dix minutes par jour chacune :

1a) sacrum, 1b) sous le coccyx jusqu'au périnée ; 2a,b) au-dessus des muscles fessiers ; 3a,b) V du bassin, poser les mains en forme de V entre l'os iliaque et le pubis ; 4a) plexus solaire, 4b) nombril.

Traitement par le Reiki du 2ème Degré : traitement mental avec requête et Reiki pour le *Moi Supérieur*.

Régimes diététiques et traitements naturels complémentaires : chaque jour boire au moins trois verres de boisson lactofermentée Kanne Brottrunk® avec grain fermenté (Fermentgetreide®). Manger des asperges mais seulement s'il n'y a pas une tendance aux rhumatismes ou à l'arthrose. A titre préventif ou en accompagnement d'une affection, consommer des graines de courge et de la courge. Utiliser de l'huile de

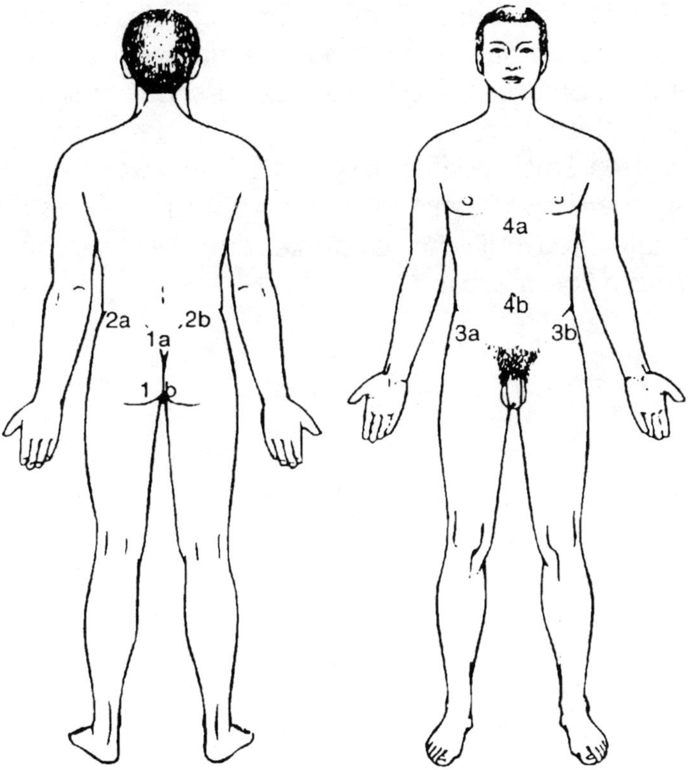

Positions du traitement : 1a) sacrum, 1b) sous le coccyx jusqu'au périnée ; 2a,b) au-dessus des muscles fessiers ; 3a,b) V du bassin ; 4a) plexus solaire, 4b) nombril.

graine de courge. Supprimer l'alcool et la viande. Ne prendre que des produits laitiers au lait cru.

Consultation d'un médecin ou d'un spécialiste de thérapies naturelles : les affections de la prostate doivent être diagnostiquées avec la plus grande précision et traitées par un médecin. La science de la guérison par des méthodes naturelles propose des thérapies efficaces. Il est judicieux aussi de consulter un ostéopathe.

Consultation d'un psychothérapeute : ne s'impose que dans des cas très difficiles. Les douleurs de la prostate peuvent par exemple être l'expression du "retour d'âge masculin".

Rhumatismes

Généralités : les rhumatismes désignent plus généralement les affections de l'appareil moteur. Leur apparition peut être aiguë ou chronique. En général, elle est l'effet de conditions de vie défavorables et de prédispositions héréditaires.*

Traitement par le Reiki du 1er Degré : appliquer les positions suivantes sur une durée assez longue, à raison d'au moins cinq minutes chacune tous les jours :

1a) front et 3ème œil, 1b) occiput et bulbe rachidien ; 2a) plexus solaire, 2b) foie ; 3a,b) V du bassin, poser les mains en forme de V entre l'os iliaque et le pubis ; 4a,b) reins ; 5a,b) creux du genou ; 6a,b) plantes des pieds, depuis les orteils jusqu'au milieu du pied. En complément, les régions de forte douleur. Entre-temps, appliquer aussi souvent que possible les positions 1a,b) et 2a,b).

Traitement par le Reiki du 2ème Degré : traitement mental avec requête. Dans les cas très prononcés, appliquer également le Reiki pour l'*enfant intérieur* et le Reiki pour le *Moi Supérieur*, dans le but d'induire un changement de tendance durable.

---

* Vous trouverez des informations intéressantes sur ce thème dans "Rheuma heilt man anders"" (Une autre façon de guérir les rhumatismes) par le Dr. K. Hoffmann, Editions Vier Flamingos.

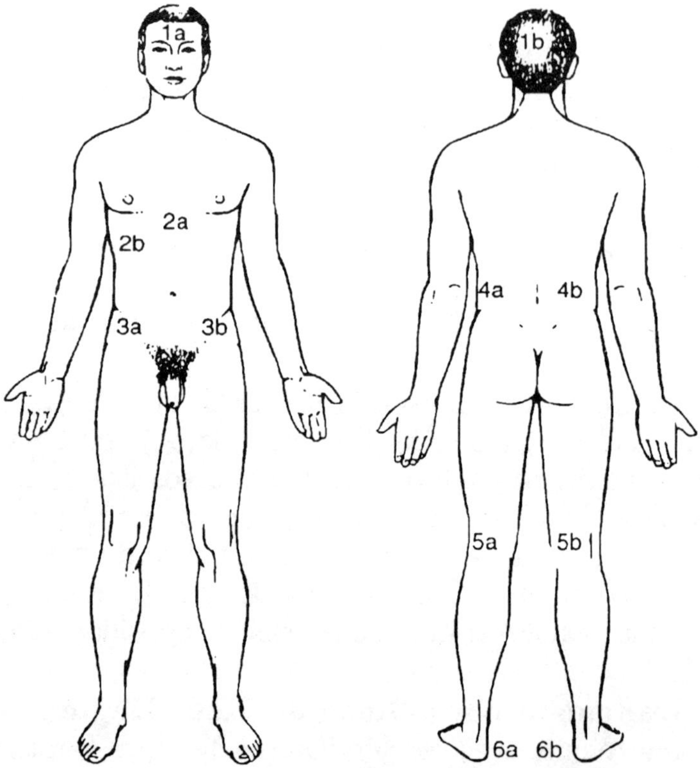

Positions du traitement : 1a) front et 3ème œil, 1b) occiput et bulbe rachidien ; 2a) plexus solaire, 2b) foie ; 3a,b) V du bassin ; 4a,b) reins ; 5a,b) creux du genou ; 6a,b) plantes des pieds, orteils à milieu du pied.

Régimes diététiques et traitements naturels complémentaires : boire chaque jour plusieurs verres de boisson lactofermentée au moût de pain (Kanne Brottrunk®) avec grain fermenté (Fermentgetreide®). Nettoyage approfondi des intestins sous la conduite d'un praticien expérimenté. Trois fois par jour, boire une heure avant les repas environ 0,1 litre de jus de céleri fraîchement pressé.

Attention : les personnes malades des reins et les femmes enceintes ne peuvent prendre régulièrement du jus de céleri frais que sur autorisation expresse de leur médecin traitant. Frotter les régions douloureuses à l'eau de mélisse. Boire en plusieurs fois chaque jour le jus d'un ou deux citrons pressés, additionnés d'eau et de miel.

Consultation d'un médecin ou d'un spécialiste de thérapies naturelles : il est indispensable de faire établir un diagnostic précis par un praticien expérimenté des thérapies naturelles et, si nécessaire, de suivre un traitement en conséquence.

Consultation d'un psychothérapeute : rarement nécessaire.

Troubles du sommeil

Généralités : toutes sortes de conditions de stress non maîtrisées, inconscientes ou conscientes mais aussi de troubles psychiques et physiques peuvent conduire à des troubles du sommeil, à l'endormissement ou au cours de la nuit. Voir aussi à la rubrique "Nervosité".

Traitement par le Reiki du 1er Degré : appliquer les positions suivantes tous les jours sur une durée prolongée, à raison d'au moins sept minutes chacune. :

1a,b) tempes ; 2a) cœur, 2b) plexus solaire ; 3a,b) V du bassin, poser les mains en forme de V entre l'os iliaque et le pubis ; 4a,b) plantes des pieds, depuis les orteils jusqu'au milieu du pied. Dans les cas persistants, appliquer aussi souvent que possible entre deux traitements les positions 2b) et 3a,b).

Traitement par le Reiki du 2ème Degré : traitement mental avec requête et Reiki pour l'*enfant intérieur*.

Régimes diététiques et traitements naturels complémentaires : peu avant le coucher, boire une tasse d'infusion à la peau de pomme additionnée de miel naturel. Ou à défaut, prendre une infusion de graines d'aneth (25%), d'avoine verte (50%) et d'anis (25%), également sucrée au miel. Régulièrement avant le coucher, consommer une laitue pommée aussi fraîche que possible. Apprendre à exprimer de façon constructive les sentiments qui n'ont pas eu l'occasion de se manifester. Traiter les problèmes et prendre les décisions de manière conséquente. Observer un délai

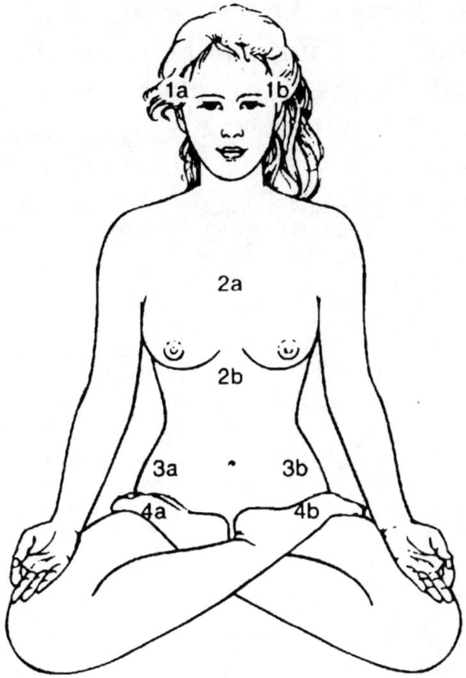

Positions du traitement : 1a,b) tempes ; 2a) cœur, 2b) plexus solaire ; 3a,b) V du bassin ; 4a,b) plantes des pieds, orteils à milieu du pied.

d'au moins trois heures entre le dernier repas et le coucher et supprimer le café, le chocolat et le thé noir.

Consultation d'un médecin ou d'un spécialiste de thérapies naturelles : si les troubles du sommeil persistent ou s'ils réapparaissent toujours, il est indispensable de rechercher le conseil d'un praticien expérimenté dans les thérapies naturelles.

Consultation d'un médecin ou d'un spécialiste de thérapies naturelles important si les troubles du sommeil persistent sans qu'une cause physique puisse être détectée. Il faut également vérifier si l'on n'est pas en présence d'une dépression.

Rhume

Généralités : personne n'échappe au rhume. Deux à quatre fois par an pendant une semaine, ce peut être une simple mesure de désintoxication du corps. Il ne faudrait pas sécher tout simplement le rhume à l'aide du premier vaporisateur venu. Ces "massues chimiques" finissent toujours, à la longue, par endommager les muqueuses et empêcher le processus de désintoxication, pouvant entraîner des conséquences fort désagréables. Au lieu de cela, il convient de favoriser le processus de désintoxication et de stimuler les défenses du corps. Voir aussi les rubriques "Faiblesses immunitaires" et "Désintoxication".

Traitement par le Reiki du 1er Degré : appliquer les positions suivantes plusieurs fois par jour pendant au moins cinq minutes chacune jusqu'à disparition de l'affection :

1a,b) du front jusqu'aux dents, parallèlement au nez ; 2a,b) tempes ; 3a,b) oreilles ; 4a,b) clavicules ; 5) plexus solaire ; 6a,b) V du bassin, poser les mains en forme de V entre l'os iliaque et le pubis ; 7a,b) plantes des pieds, depuis les orteils jusqu'au milieu du pied. Entre deux traitements, donner plusieurs fois 1a,b) et 4a,b).

Traitement par le Reiki du 2ème Degré : en cas de rhume persistant, traitement mental avec requête et Reiki pour l'*enfant intérieur*.

Régimes diététiques et traitements naturels complémentaires : tous les matins avant le petit

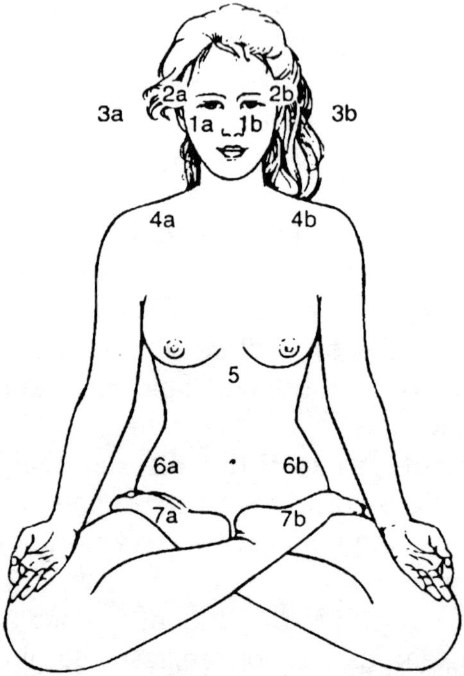

Positions du traitement : 1a,b) du front jusqu'aux dents, parallèlement au nez ; 2a,b) tempes ; 3a,b) oreilles ; 4a,b) clavicules ; 5) plexus solaire ; 6a,b) V du bassin ; 7a,b) plantes des pieds, depuis les orteils jusqu'au milieu du pied.

déjeuner, prendre un grand verre de boisson lactofermentée au moût de pain (Kanne Brottrunk®) avec grain fermenté (Fermentgetreide®) et le jus d'un demi citron fraîchement pressé Si vous aimez, vous pouvez ajouter du miel. Avant le repas de midi, prendre un pamplemousse avec une bonne cuillère à soupe de miel naturel et le soir un grand verre de jus de chou frais (préparation, voir à la rubrique "Désintoxication"). Tous les jours, manger au moins deux pommes finement râpées (avec trognon et peau), additionnées de miel et de jus de citron. Pour dégager le nez, vous pouvez enduire la poitrine de baume du tigre. Si cette cure est mise en œuvre dès les premiers signes de rhume, il ne se déclare que rarement. Les mucosités tenaces se dissolvent en reniflant de la marjolaine finement broyée.

Consultation d'un médecin ou d'un spécialiste de thérapies naturelles : si malgré les remèdes familiaux, le rhume dure plus de dix jours ou si d'autres symptômes tels que fièvre, maux de tête, etc. s'y ajoutent, il est indispensable de consulter un praticien de thérapies naturelles pour éviter d'éventuelles complications et pouvoir dépister et soigner à temps une sinusite, une allergie ou toute autre affection de ce genre.

Consultation d'un psychothérapeute : utile seulement en cas de rhume très tenace et persistant afin de déterminer la raison pour laquelle le malade en a "toujours plein le dos".[1]

---

1 jeu de mots en allemand : "toujours plein le nez" (NdlT).

Grossesse

Généralités : bien sûr, la grossesse n'est pas une maladie, même si elle est souvent traitée comme telle aujourd'hui. Les indications données ici sont destinées à aider la femme enceinte à mieux s'armer contre les exigences accrues auxquelles sont exposés son corps et sa psyché pour vivre une grossesse plus heureuse et plus naturelle.

Traitement par le Reiki du 1er Degré : appliquer les positions suivantes, si possible pendant toute la durée de la grossesse, à raison d'au moins cinq minutes chacune :

1a,b) tempes ; 2a) cœur, 2b) plexus solaire ; 3a,b) V du bassin, poser les mains en forme de V entre l'os iliaque et le pubis 4a) foie, 4b) rate/pancréas ; 5a,b) reins ; 6a) sacrum d'abord avec 6b) départ de la cuisse au niveau de l'articulation, extérieurement, à droite, puis avec 6c) comme 6b) mais à gauche ; 7a,) plantes des pieds, depuis les orteils jusqu'au milieu du pied. Entre deux traitements, traiter aussi souvent que possible toute la région du ventre et 5a,b). Quelques semaines après l'accouchement, appliquer les positions 1a,b) ; 2b) ; 3a,b) et 6a).

Traitement par le Reiki du 2ème Degré : traitement mental avec requête et Reiki pour l'*enfant intérieur*.

Régimes diététiques et traitements naturels complémentaires : la règle de base est de veiller à prendre des aliments digestes et des doses accrues de

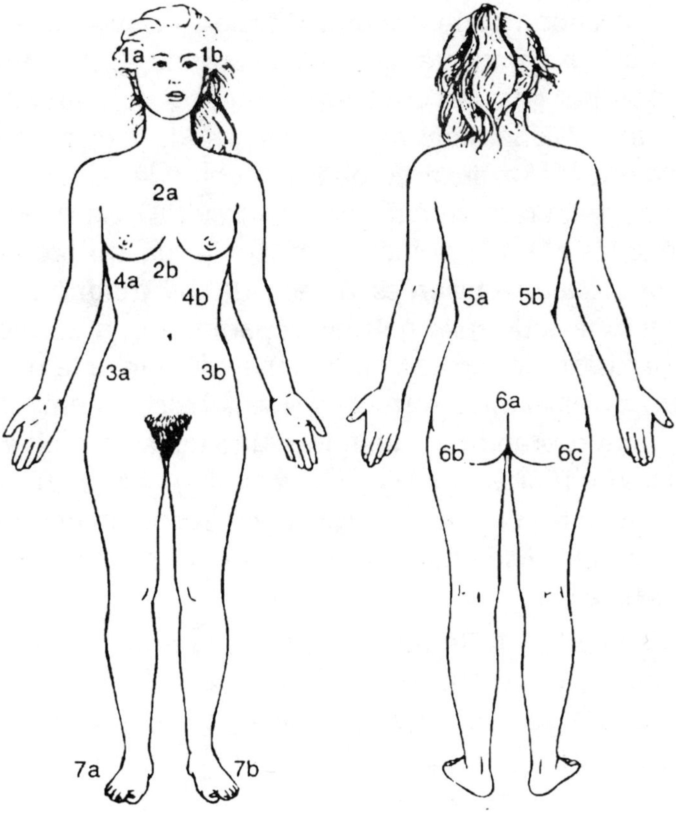

Positions du traitement : 1a,b) tempes ; 2a) cœur, 2b) plexus solaire ; 3a,b) V du bassin 4a) foie 4b) rate/pancréas ; 5a,b) reins ; 6a) sacrum 6b) départ de la cuisse au niveau de l'articulation, extérieurement à droite, 6c) comme 6b) mais à gauche ; 7a,) plantes des pieds, orteils à milieu du pied.

substances vitales (vitamine, minéraux, oligoéléments, enzymes, etc.) en fonction de l'évolution des besoins. Attention : pendant la grossesse, la vitamine A ne doit pas être ajoutée de manière dissociée à l'alimentation, sauf indication contraire du médecin ! En revanche, ne pas hésiter à prendre de la béta carotine. Consommer une fois par jour des crudités composées de pommes et carottes fraîchement râpées, de jus de citron, d'une cuillère à café d'huile de germe de blé, de miel et d'un peu de grain fermenté (Fermentgetreide®). Remède qui fortifie les nerfs (à prendre pendant les quatre premiers mois) : quatre cuillerées à café de jus d'oignon frais additionnées de miel naturel, réparties sur la journée ; de l'infusion de mélisse additionnée de miel a le même effet. Environ huit semaines avant l'accouchement, il est bon de prendre chaque jour une infusion moitié de feuilles de mûres et moitié d'alchémille, sucrée au miel. L'infusion de cumin est également recommandée car l'une et l'autre détendent les organes qui participent à la naissance.

Pendant l'allaitement : une infusion de graines d'aneth ou de cumin stimule la lactation. Attention : par mesure de sécurité, discuter de tous les remèdes pris régulièrement pendant la grossesse et l'allaitement avec le médecin ou le naturopathe traitant !

Consultation d'un médecin ou d'un spécialiste de thérapies naturelles : à côté des visites de gynécologie évidemment obligatoires, les thérapies naturelles peuvent apporter beaucoup de bienfaits à la mère comme à l'enfant.

Consultation d'un psychothérapeute : utile seulement si des crises psychiques fortes se produisent ou si de gros problèmes existaient déjà auparavant.

Troubles sexuels

Généralités dans ce contexte, sont considérées comme troubles sexuels une baisse ou une absence du désir sexuel, b) l'impuissance et c) l'incapacité à vivre un orgasme.

L'impuissance et l'incapacité à éprouver un orgasme doivent être traités par un praticien expérimenté des thérapies naturelles et par un psychothérapeute. La même chose vaut encore si l'absence de désir persiste et que les mesures indiquées ci-dessous ne produisent pas d'effet décisif. La sexualité et le plaisir au plaisir sont des facteurs essentiels dans une vie saine et naturelle. Les troubles dans ce domaine doivent être pris au sérieux et nécessitent un traitement compétent. Certains médicaments peuvent avoir des effets secondaires inhibiteurs du désir. Et surtout, il faut savoir qu'il ne peut y avoir de véritable développement spirituel sans vie sexuelle heureuse et intense !

Traitement par le Reiki du 1er Degré : appliquer les positions suivantes sur une période prolongée, si possible tous les jours, à raison d'au moins sept minutes chacune :

1a,b) du front jusqu'aux dents, parallèlement au nez ; 2a) plexus solaire, d'abord avec 2b) poser la main entre l'os iliaque droit et le pubis puis avec 2c) comme 2b) mais à gauche ; 3a,b) prendre les mains du patient en croix (parce que c'est plus confortable) de façon à appliquer paume contre paume ; 4a,b) reins ; 5a) sacrum, 5b) sous le coccyx en direction du périnée.

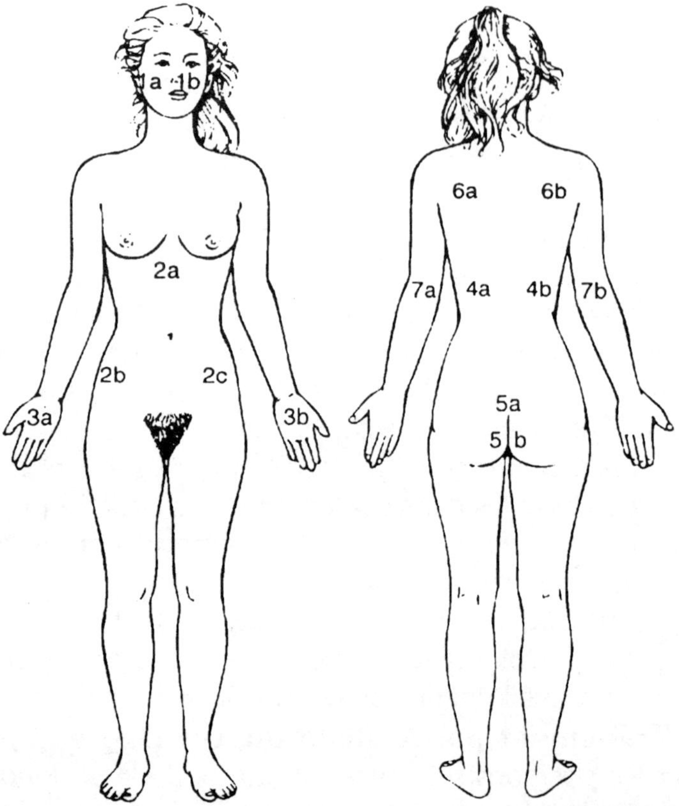

Positions du traitement : 1a,b) du front jusqu'aux dents, parallèlement au nez ; 2a) plexus solaire, 2b) main entre l'os iliaque droit et le pubis, 2c) comme 2b) mais à gauche ; 3a,b) paumes ; 4a,b) reins ; 5a) sacrum, 5b) sous le coccyx en direction du périnée ; 6a,b) omoplates ; 7a,b) coudes.

Dans les cas difficiles donner en outre le Reiki sur les 6a,b) omoplates et les 7a,b) coudes.

Traitement par le Reiki du 2ème Degré : traitement mental avec requête. Dans les cas très prononcés également Reiki pour l'*enfant intérieur* et Reiki pour le *Moi Supérieur*.

Régimes diététiques et traitements naturels complémentaires : en l'absence de lésions physiques ou de problèmes relationnels, une baisse du désir sexuel est souvent la conséquence d'un surmenage. En premier lieu donc, réduire le stress et la charge de travail, afin de donner au plaisir un espace où se déployer dans la vie. La préparation suivante peut aussi être une aide : prendre deux fois par jour 20 gouttes du remède homéopathique Damiana D 1 mais en aucun cas pendant plus de 14 jours sans suivi par un praticien des médecines naturelles. Boire chaque jour le "cocktail" suivant : un grand verre de jus de chou blanc frais additionné d'une cuillère à soupe d'huile de germe de blé, d'une cuillerée à café de miel, d'une cuillère à soupe de vinaigre de pomme, d'une cuilllerée à café de levure diététique et de l'aneth fraîche ou du cumin moulu. Supprimer les aliments qui flattent fortement le palais mais sont toxiques et réfléchir avec son partenaire comment rendre plus varié et plus passionnant les échanges sexuels. Expérimenter et essayer du nouveau ! Tout est autorisé pourvu que cela plaise à tous deux.

Consultation d'un médecin ou d'un spécialiste de thérapies naturelles : voir aussi à **Généralités**.

Consultation d'un psychothérapeute : voir aussi à **Généralités**.

Tennis (syndrome du joueur de)

Généralités : le syndrome du joueur de tennis survient de la manière suivante : lorsque l'articulation du coude est trop sollicitée, des lésions peuvent apparaître pouvant aller jusqu'à la déchirure des tendons. Une douleur apparaît sous la pression et peut irradier lorsque les muscles sont tendus. Mais pourquoi cela se produit-il ? Soit sous l'effet d'un effort sportif excessif, soit à cause d'un mouvement qui est systématiquement mal fait et qui se conjugue avec une faiblesse énergétique au niveau du coude. Il existe une liaison énergétique avec le pancréas et au niveau des coudes se trouvent également d'importants chakra secondaires.

Traitement par le Reiki du 1er Degré : saisir le coude concerné ainsi que la main du même bras, de façon à ce que les paumes reposent l'une contre l'autre. Puis, lâcher la paume et saisir l'épaule, tout en gardant l'autre position. Pour obtenir à terme un changement durable, traiter toute la région de la tête, des épaules et de la nuque. Là où au premier traitement apparaît un besoin particulièrement important en énergie, continuer à donner autant de Reiki que possible les semaines suivantes. Supprimer les autres positions. En outre, appliquer quotidiennement pendant au moins dix minutes chacune des positions suivantes : 1a) plexus solaire et 1b) rate/pancréas.

Traitement par le Reiki du 2ème Degré : traitement mental avec requête (efficace à moyen ou long terme).

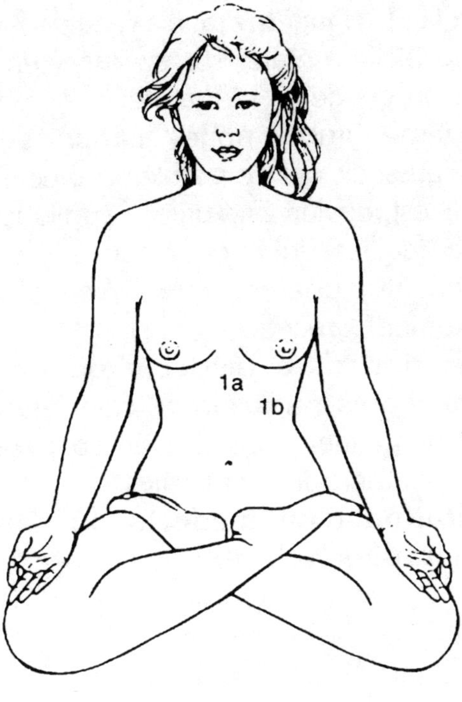

Positions du traitement : 1a) plexus solaire, 1b) rate/pancréas.

Régimes diététiques et traitements naturels complémentaires : apprendre à bien faire ses mouvements d'une manière harmonieuse, par exemple à l'aide de la méthode Feldenkrais ou Alexander. Ces deux méthodes ne peuvent pas s'apprendre par les livres. Il existe des cours qui les enseignent. La cas aigu se laisse aisément apaiser à l'aide d'enveloppements froids à l'argile. Mélanger l'argile à l'eau de façon à obtenir une pâte facile à étaler sur un linge, envelopper le tout autour du coude et le maintenir en place à l'aide d'un deuxième linge noué autour du premier. Fonctionne aussi en cas de problème avec d'autres articulations. Il est également utile d'appliquer plusieurs couches de feuilles de chou blanc et de les laisser posées pendant plusieurs heures. Voir à la rubrique "Dents" comment procéder.

Consultation d'un médecin ou d'un spécialiste de thérapies naturelles : dans les cas difficiles et tenaces, demander conseil à un spécialiste expérimenté dans les thérapies naturelles.

Consultation d'un médecin ou d'un spécialiste de thérapies naturelles : pas nécessaire.

Brûlures

Généralités : une brûlure est vite arrivée. Les méthodes indiquées ici s'appliquent à des brûlure bénignes du 1er degré (peau rouge et douloureuse) et du 2ème degré (formation de cloques) ainsi qu'à des cas d'urgence lorsqu'il n'est pas possible de joindre un médecin ou un hôpital.

Traitement par le Reiki du 1er Degré : traiter directement les parties atteintes. Sans toucher ! La douleur va commencer par augmenter puis diminuera rapidement. Il faut toujours continuer à traiter pendant dix minutes après la diminution de la douleur qui succède au premier accroissement de douleur. Dans le cas de brûlures plus fortes, ajouter un traitement complet.

Traitement par le Reiki du 2ème Degré : seulement en cas de grosses brûlures, appliquer régulièrement en prenant le temps, le traitement mental avec requête et le Reiki pour l'*enfant intérieur*. Pour une brûlure du 3ème degré, ajouter le Reiki pour le *Moi Supérieur*.

Régimes diététiques et traitements naturels complémentaires : rafraîchir immédiatement à l'eau courante. Ne jamais utiliser de la glace, de l'eau glacée, quelque chose de chaud ou de l'essence de térébenthine ! Poser une pomme de terre crue, râpée sur la plaie. Enveloppements à l'argile.

Consultation d'un médecin ou d'un spécialiste de thérapies naturelles : il existe trois degrés de brûlures. En cas de grosse brûlure du 2ème degré (cloques, pouls accéléré, fièvre) ou de brûlures du 2ème degré moins importantes mais survenant chez un diabète, un malade du cœur ou des reins, il est urgent de se rendre chez le médecin !

Consultation d'un psychothérapeute : seulement dans les cas très graves avec traumatisme et risques de défiguration.

Blessures

Généralités et traitements naturels complémentaires : en cas de petites blessures de toutes sortes, donner immédiatement le Reiki au-dessus de la blessure pendant environ 15 minutes mais en aucun cas toucher la plaie. La douleur commence par augmenter puis elle s'atténue. Dès diminution de la douleur, traiter encore pendant au moins cinq minutes — et nettement plus si la blessure est grande, ancienne ou infectée. Mettre normalement un pansement, un bandage et par exemple de la pommade de calendula. Un bon miel d'abeilles produit dans des conditions naturelles est également d'un secours précieux, même en cas de blessures souillées. Il agit préventivement contre les inflammations, stimule le processus de guérison et apporte plein d'énergie de vie ! De plus, la plaie guérit généralement plus vite. Le miel peut être remplacé par de l'argile ou une boisson lactofermentée au moût de pain (Kanne Brottrunk®). Dans le cas de blessures plus graves, un traitement général et la consultation du médecin ou du spécialiste de thérapies naturelles s'imposent. Veiller à la régulation des selles, saler peu, privilégier les crudités et en cas de fortes sécrétions au niveau de la blessure, adopter un régime sec. (Voir aussi aux rubriques "Hémorragies" et "Brûlures".)

Traitement par le Reiki du 1er Degré : fondamentalement, les parties atteintes du corps doivent recevoir autant de Reiki que possible. Il est utile de donner un traitement complet tous les deux trois jours, dans le cas de blessures importantes.

Traitement par le Reiki du 2ème Degré : le traitement mental avec requête choisie peut guérir la tendance à se faire du mal et le flux de la vie peut reprendre un rythme calme et normal. Ce traitement n'est nécessaire que s'il existe une tendance marquée à se blesser.

Consultation d'un psychothérapeute : voir à **Généralités**.

Constipation

Généralités : la constipation est le plus souvent d'origine héréditaire ou due à de mauvaises habitudes de vie. Une activité sédentaire, un manque d'exercice, une alimentation non appropriée, certains médicaments et un relâchement de la musculature abdominale contribuent à une mauvaise élimination des selles. Souvent, s'y ajoute aussi une composante psychique ou une flore intestinale endommagée.

Traitement par le Reiki du 1er Degré donner le Reiki sur l'ensemble ventre-bassin. Entre-temps traiter aussi souvent que possible le plexus solaire et le bas-ventre.

Traitement par le Reiki du 2ème Degré : traitement mental avec requête. Dans les cas prononcés, également Reiki pour l'*enfant intérieur*.

Régimes diététiques et traitements naturels complémentaires : Boire de grandes quantités de jus de choucroute ou de boisson lactofermentée au moût de pain (Kanne Brottrunk®). Passer à une alimentation végétarienne équilibrée et éviter les épices trop fortes. Manger régulièrement du lin fraîchement égrugé après l'avoir laissé gonfler quelque temps dans de l'eau ou mieux dans du kéfir et sucrer avec un peu de miel. A chaque repas, manger au moins deux tomates ou boire du jus de tomate frais. Veiller à un apport d'eau suffisant, de 1,5 à 2 l au moins pour les adultes. Boire de la Boisson suédoise authentique trois fois par jour et manger beaucoup de kéfir et de yaourt. Ne rien consommer qui contienne de la menthe ! Massages du ventre et exercice régulier. Traiter toutes les boissons et tous les aliments au Reiki.

Consultation d'un médecin ou d'un spécialiste de thérapies naturelles : en cas de constipation répétitive ou longue (plus de trois jours), il est indispensable de consulter un praticien expérimenté des thérapies naturelles car la constipation peut également être le symptôme d'une autre maladie et créer une charge importante pour le corps.

Consultation d'un psychothérapeute : en l'absence de causes physiques discernables et si les méthodes thérapeutiques habituelles restent sans effet, il peut être judicieux de consulter un psychothérapeute.

Foulures

Généralités : un mouvement maladroit peut être la cause d'un claquage de ligament articulaire, d'un épanchement articulaire, d'une déformation de l'articulation, etc. qui se traduisent souvent par de fortes douleurs et qui gênent parfois considérablement les mouvements.

Traitement par le Reiki du 1er Degré traiter aussi rapidement que possible la foulure et donner un Reiki pendant au moins 30 minutes. L'effet du Reiki est d'accroître la douleur dans un premier temps puis de la réduire. Il faut toujours continuer jusqu'à ce que la douleur diminue et à partir de ce moment, appliquer le Reiki pendant encore 15 minutes au moins. Ensuite donner le Reiki trois fois par jour au moins pendant 20 minutes environ jusqu'à guérison complète.

Traitement par le Reiki du 2ème Degré : s'il y a une tendance aux foulures, donner un traitement mental avec requête et un Reiki pour l'*enfant intérieur*.

Régimes diététiques et traitements naturels complémentaires : mettre un "pansement à l'eau-de-vie". Utiliser à cet effet une bande, un mouchoir, etc. et l'imprégner d'un alcool fortement dosé (45% à 60%, un alcool plus fort doit être dilué), appliquer sur la foulure et attacher avec une autre bande. Changer la bande toutes les trois quatre heures. La pommade d'arnica, la Crème Rescue Remedy aux élixirs floraux de Bach et le Symphytum externum sont également recommandés. Faire ensuite des enveloppements à l'aide de feuilles de chou fraîches. Préparation comme décrite à la rubrique "Dents". Laisser au repos et ne pas faire supporter de charge.

Consultation d'un médecin ou d'un spécialiste de thérapies naturelles : indispensable pour toutes les foulures qui dépassent le stade anodin ; ceci afin de s'assurer qu'il n'y a pas de fracture ou d'autre blessure grave, et pour permettre la fixation d'une attelle en cas de besoin.

Consultation d'un psychothérapeute : utile seulement si les foulures se répètent à intervalles restreints (tendance à se blesser !).

Verrues

Généralités : les verrues sont définies comme étant des tumeurs infectieuses bénignes de la partie supérieure de la peau. Elles sont probablement une réaction de la peau à une infection virale. Des troubles locaux de la circulation favorisent la formation des verrues. Les personnes qui ont tendance à former des verrues à cause de troubles du système neurovégétatif ou pour d'autres raisons, y sont beaucoup plus sujettes. Les verrues aux pieds sont souvent prises pour des cors ! Or les traitements diffèrent considérablement dans l'un et l'autre cas.

Traitement par le Reiki du 1er Degré : traiter directement la verrue au moins trois fois par jour pendant dix minutes. En outre, traiter sur une durée prolongée toute la région de l'abdomen et du bassin chaque jour pendant une durée totale de 30 minutes pour obtenir un changement durable en profondeur.

Traitement par le Reiki du 2ème Degré : traitement mental avec requête et Reiki pour l'*enfant intérieur*.

Régimes diététiques et traitements naturels complémentaires : l'action de conjurer la maladie donne de très bons résultats (80%). Si vous ne connaissez personne avec qui le faire, essayez de le faire vous-même en suivant la recette de bonne femme suivante : par lune décroissante, rendez-vous dans la nature avec une écuelle remplie d'eau qui ne soit ni en métal ni en plastique. Regardez la lune, invoquez l'aide de la force créative et de la déesse lune et demandez-leur leur bénédiction pour cette guérison Expliquez dans votre prière la raison pour laquelle vous souhaitez cette guérison. Pendant tout ce temps, tenez vos mains au-dessus de l'écuelle remplie d'eau. Après la prière, sentez encore un moment ce qui se passe à l'intérieur de vous et percevez comment l'eau émet des vibration curatives de plus en plus fortes. Puis plongez le majeur de l'une de vos mains dans cette eau et humectez-en chaque verrue. Pendant ce temps, prononcez les paroles suivantes : "la force créative donne, la force créative prend. Retourne à la source de l'être et là, deviens pur(e) !" Puis videz cette eau dans la nature et enterrez l'écuelle. Surtout ne vous mettez pas à vérifier en permanence si le rituel a déjà agi ! Occupez-vous d'autre chose, l'effet n'en sera que plus fort. Autre méthode : enduire plusieurs fois par jour les verrues d'huile de ricin. Trois jours durant, appliquez sur chaque verrue un pansement étendu de gingembre ou d'ail frais et d'un peu de miel obtenu par des procédés naturels. Etendez le miel sur le dessus du bandage pour qu'il entre en contact avec la peau. Changez ce pansement deux fois par jour. Autre possibilité : la nuit, appliquez des feuilles ou de la pommade de calendula à l'aide d'un pansement. Voir aussi les rubriques "Faiblesses immunitaires" et "Désintoxication".

Consultation d'un médecin ou d'un spécialiste de thérapies naturelles : l'acupuncture et l'acupressure, les élixirs floraux de Bach et l'homéopathie classique peuvent être d'un bon secours. Couper et brûler à l'acide ou au feu les verrues est déconseillé. Il existe suffisamment de méthodes plus douces et toute aussi efficaces.

Consultation d'un psychothérapeute : seulement dans les cas absolument tenaces ou obstinément répétitifs, malgré une apparente guérison.

Dents/caries/douleurs

Généralités : tous les maux de dents, quels qu'ils soient, y compris la parodontose, sont pratiquement toujours la conséquence d'une dysharmonie plus grande dans l'organisme. Toutes les dents sont en lien avec des méridiens et des organes. Si un déséquilibre persiste pendant un temps prolongé dans une partie du corps, la dent correspondante en sera plus facilement affectée.*

Trois centres d'énergie agissent principalement sur les dents : l'appareil de maintien, le 1er chakra et le 3ème chakra. Toute dysharmonie prolongée dans l'un de ces centres d'énergie se répercute tôt ou tard sur les dents.

Traitement par le Reiki du 1er Degré : traiter les dents plusieurs fois par jour pendant au moins 10 minutes chaque fois. Pour obtenir un changement durable, traiter en outre les positions suivantes pendant une période prolongée, à raison de 10 minutes chacune :

1a) sacrum, 1b) sous le coccyx jusqu'au périnée ; 2a,b) de la cervicale proéminente au départ du cou vers l'avant ; 3a,b) plantes des pieds, depuis les orteils jusqu'au milieu du pied.

Traitement par le Reiki du 2ème Degré : traitement mental avec requête. En cas de problèmes étendus, aussi Reiki pour l'*enfant intérieur*.

Régimes diététiques et traitements naturels complémentaires : passer à une alimentation équili-

---

* Dans mon "Manuel du Reiki", à la rubrique "Dents" de la liste des positions spéciales, je donne les correspondances avec les différents méridiens.

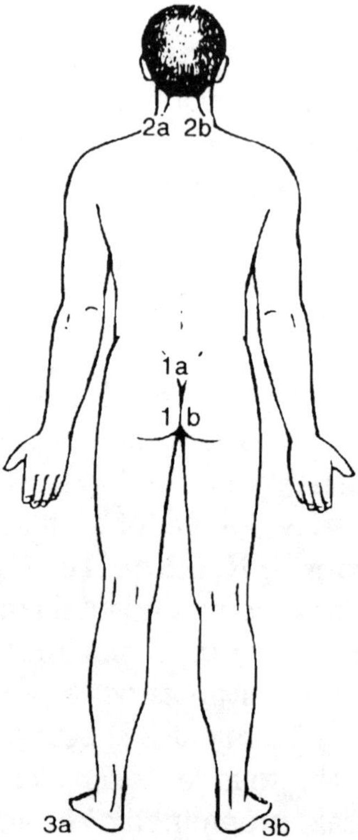

Positions du traitement : 1a) sacrum, 1b) sous le coccys jusqu'au périnée ; 2a,b) à partir de la vertèbre cervicale proéminente, vers l'avant ; 3a,b) plantes des pieds, depuis les orteils jusqu'au milieu du pied.

brée assurant un meilleur apport en substances vitales. Ceci n'a toutefois de sens que si en même temps l'harmonie au niveau du métabolisme et des organes atteints, surtout dans la région abdominale, est rétablie par un praticien de méthodes naturelles. Dans le cas de douleurs dentaires névralgiques ou de névralgie faciale, appliquer des feuilles fraîches de chou blanc (pas les feuilles extérieures !). Commencer par les rincer doucement à l'eau tiède puis les attendrir en les aplatissant à l'aide par exemple d'un rouleau à pâtisserie, de sorte que le jus en soit exprimé. La douleur provoquée par des trous peut être apaisée jusqu'à la consultation chez le dentiste en introduisant des clous de girofle ou des petits morceaux de gingembre ou d'ail frais dans les endroits douloureux. En cas d'affections de la gencive, enduire régulièrement les parties atteintes d'un miel obtenu par des méthodes naturelles et boire tous les matins un verre d'eau chaude additionnée d'une bonne cuillerée à café de miel et d'une cuillère à soupe de baume de silicea. La boisson lactofermentée au moût de pain (Kanne Brottrunk®) et le grain fermenté (Fermentgetreide®) sont également vivement recommandés. Tout cela doit être pris pendant plusieurs mois !

Consultation d'un médecin ou d'un spécialiste de thérapies naturelles : rechercher dans tous les cas un dentiste pratiquant des méthodes naturelles. L'idéal est d'instaurer une collaboration avec votre généraliste de médecines naturelles qui vous aidera à éliminer les dysharmonies physiques et énergétiques.

Consultation d'un psychothérapeute : recommandé seulement dans les cas persistants pour harmoniser le rapport entre agression et conscience de soi, capacité à s'imposer et sentiment de sa propre valeur.

Annexe 1

Bibliographie commentée

Version française adaptée

Reiki

Reiki, les voies du cœur.

Ce livre est une introduction au Reiki-Do, qui est stimulation du développement spirituel et du bonheur de vivre par le Reiki. Une histoire exhaustive de la tradition du Reiki, des règles de vie pratiques et une description détaillée des différents degrés du Reiki.

Walter Lübeck, Editions Trédaniel

Reiki — Guérir, rééquilibrer grâce à la force de vie universelle.

Le Reiki, ancienne technique de guérison, fut redécouvert au milieu du XIX° siècle par le Dr. Mikao Usui qui entreprit d'en faire revivre la pratique. Concrètement, c'est une pratique holistique, car cet art de guérir couvre tous les registres de l'existence et tend à instaurer un état d'équilibre.

Shalila Sharamon et Bodo J. Baginski, Guy Trédaniel Editeur.

Reiki pour la vie.

Beate Blaszot et Wulfing v. Rohr. Editions Trédaniel.

Reiki par les pierres précieuses.
Ursula Klinger-Ratz, Editions Trédaniel.

Le système des énergies subtiles

Guérir par l'aura

Un guide précis pour la perception et l'interprétation des champs auriques et des champs énergétiques des chakras. Le livre contient aussi un chapitre complet sur le système des énergies subtiles de l'homme, avec beaucoup d'informations difficiles à trouver par ailleurs.

Walter Lübeck, Editions Trédaniel.

Chakras. Energie. Massage. Harmonisation vitale des zones réflexes du pied.

Fondé sur l'expérience du massage énergétique des pieds, ce livre, présenté de façon simple, indique comment activer les différents centres d'énergie de l'être humain. Les pieds, reliés aux organes et aux centres d'énergie, sont en effet le miroir de la constitution et de l'état général de l'homme.

Marianne Uhl, Editions Trédaniel.

Les sons et l'énergie humaine.

La méthode du professeur Zeberio est une "gymnastique énergétique" dont l'objectif primordial est d'éliminer progressivement les blocages énergétiques de l'être humain, blocages qui empêchent le développement harmonique de l'organisme et de la personnalité. La musico-chromothérapie utilise les fréquences vibratoires de la musique, alliées à celles des couleurs.

J. Zeberio. Courrier du livre.

Alimentation

Le chemin de la santé par une nutrition équilibrée.

L'auteur, diplômée du Kushi Institute, a étudié depuis de nombreuses années la nutrition et tout particulièrement les effets à court et à long terme des aliments sur le corps humain ; à travers des conférences et des cours de cuisine, elle sensibilise les individus à un équilibre alimentaire quotidien.

Denise Plantevin. Editions Trédaniel.

Vitamines et vitaminothérapie

Etude de chaque vitamine (sources, bienfaits, carences, hypervitaminoses, etc.) et indications thérapeutiques pour chaque affection.

Docteur Claude Binet, Editions Dangles.

Les menus dissociés à la portée de tous

Avez-vous des troubles digestifs ? Des allergies ? De l'acidité ? Des ballonnements ? Des digestions difficiles ? De la constipation ? Votre poids est-il excessif ? Ce livre peut vous donner la clé d'une meilleure santé.

H. Shelton, Courrier du livre.

Les 9 grains d'or dans la cuisine

Les "9 grains d'or" sont neuf céréales — le blé, le riz, le seigle, l'épeautre, l'orge, l'avoine, le sarrasin, le maïs et le millet — qui, toutes cultivées en France et consommées par l'homme depuis des millénaires, se prêtent à des préparations culinaires savoureuses. Avec 400 recettes équilibrées, économiques et variées, et de nombreux conseils, l'auteur nous redonne la joie de cuisiner.

E. Aubert, Courrier du Livre.

La pratique du végétarisme de la naissance à l'adulte

Peut-on être végétarien ? La loi d'adaptation. Le problème des laits animaux et végétaux. Le sevrage. Les sous-produits laitiers. Les laits de céréales et d'oléagineux. Expériences diététiques insolites.

P. Bressy, Courrier du livre.

Petite encyclopédie des fruits

L'auteur étudie en détail chaque fruit : valeur nutritive, propriétés, périodes de maturité, variétés, utilisation, etc. On passe ensuite aux industries du fruit (jus, confitures, etc.) et aux problèmes diététiques qui ne manqueront pas d'intéresser tout consommateur avisé.

G. Guierre, Courrier du Livre.

Les céréales pour votre santé

Usages et propriétés diététiques et thérapeutiques des céréales complètes, du germe de blé au son.

Jean-Luc Darrigol, Editions Dangles.

L'argile pour votre santé

Applications thérapeutiques et esthétiques de l'argile et traitements associés.

Docteur André Passebecq, Editions Dangles.

Homéopathie

L'homéopathie dentaire en dix remèdes

L'homéopathie apporte d'excellentes réponses aux divers problèmes buccaux et dentaires. Ce livre, très utile aux professionnels, peut également être utilisé par tout le monde car il est simple et d'un accès aisé.

J. Léger, Courrier du Livre.

Thérapeutique homéopathique

Essentiellement pratique et accessible à tous, cet ouvrage en deux tomes est un véritable recueil d'ordonnances types pour plus de 800 maladies, étant bien entendu que chacune des ordonnance doit être adaptée au cas par cas, selon l'adage "il n'y a pas des maladies mais des malades".

Chaque ordonnance est accompagnée de prescriptions à base de gemmothérapie, d'organothérapie et d'oligo-éléments.

Docteur Claude Binet, Editions Dangles.

Culture biologique

Le jardin potager

Ce manuel de jardinage est destiné à tous ceux (jardiniers débutants ou confirmés) qui veulent produire en abondance des légumes sains et savoureux, exempts de tout produit chimique et cultivés conformément aux lois naturelles.

C. Aubert, Courrier du Livre.

L'agriculture biologique
Pourquoi et comment la pratiquer

Lors de la première édition de cet ouvrage, en 1970, peu de gens se préoccupaient d'écologie et encore moins d'agriculture biologique. Maintenant, la pollution, la dégradation de l'environnement, la mauvaise qualité des aliments, l'épuisement des ressources en énergies et en matières premières, sont des sujets à l'ordre du jour.

Mais qu'en est-il dans la pratique ? Depuis vingt ans, aussi bien dans les centres de recherche que sur le terrain, des résultats probants ont été obtenus. Le présent livre propose à la méditation et à la pratique ces nouvelles données.

C. Aubert, Courrier du Livre

Nervosité, stress et Co.

Le tao de l'argent

Selon l'auteur, l'argent est synonyme d'énergie. Il montre ici comment notre métier peut éveiller le chakra de l'expression et la richesse augmenter notre énergie de la kundalini. Il nous apprend la guérison de la conscience matérielle et nous fait percevoir le sens spirituel de l'argent, du travail, du métier.

W. Lübeck, Courrier du Livre.

L'exercice spirituel au quotidien

La guérison par le souffle.

Excellent livre sur le thème de la respiration. Un des rares ouvrages sur ce thème qui ont trouvé le chemin de ma bibliothèque en raison de sa qualité.

Werner Koch, Editions Trédaniel.

Zones réflexes

Des pieds qui parlent, des pieds qui soignent

La réflexologie plantaire ou massage des zones réflexes des pieds est une thérapie fort ancienne puisqu'on en retrouve la trace dans l'Antiquité, chez les Egyptiens, en Inde et en Chine. Technique aux résultats souvent surprenants, de plus en plus utilisée par les professionnels de la santé, elle est facilement accessible à tout un chacun.

Nicola M. Hall, Editions Trédaniel.

Massage réflexe des pieds

Manuel pratique de podoréflexologie pour mieux vivre et guérir certains maux.

Le massage réflexe des pieds est une méthode simple visant à fortifier l'organisme en régularisant la circulation de l'énergie vitale. Le pied comporte de nombreuses zones réflexes en rapport direct avec les organes et fonctions du corps. Il est possible d'agir sur l'ensemble de nos fonctions organiques par une stimulation (massage) de ces zones réflexes.

Jean-Pierre Krasensky, Editions Dangles.

La maladie et la santé, l'approche holistique

Nouvelle méthode rapide pour pratiquer le QI GONG

Héritage de la Chine ancienne, le Qi Gong est le travail sur l'énergie avec votre propre énergie, en vue de maintenir forme, santé et longévité. Particulièrement adaptés à la vie moderne, les seize exercices sont simples, efficaces et rapides.

Tong Juo Shiaing, Editions Trédaniel.

L'art de guérir en fonction des lois de l'univers

L'ENERGIE est le maître mot de ce livre : c'est le lien qui relie et explique de façon logique tous les phénomènes matériels, physiologiques et même spirituels. Tous les traitements de MEDECINES NATURELLES sont évoqués dans cet ouvrage : acupuncture, auriculopuncture, homéopathie, réflexothérapie, magnétisme ainsi que les diverses thérapies spirituelles.

Dr. J.-P. Poujol, Editions Trédaniel.

Manuel du nouveau thérapeute

Cet ouvrage est un bottin des médecines naturelles permettant d'égrener rapidement les principales possibilités de traitements naturels à présenter au patient, à l'aide du BIOTEST. La partie descriptive des différentes spécialités est traitée d'une façon codifiée extrêmement synthétique. Ce livre s'adresse aussi à tous ceux qui recherchent plus d'efficacité dans la manière de soulager, ainsi qu'aux pharmaciens qui n'ont actuellement à leur disposition aucune matière médicale "douce" d'emploi facile et instantané.

Michel Dogna et A. F. L'Hôte, Editions Trédaniel.

Annexe II

Brève description des effets des aliments thérapeutiques sur les organes et les fonctions du corps

---

Dans le but de vous aider à combiner vos aliments avec créativité, je vous ai indiqué ci-dessous les effets d'un grand nombre d'entre eux sur les différents organes et fonctions du corps.

Dans la pratique, les règles suivantes méritent d'être prises en compte : le pouvoir thérapeutique des fruits et des légumes est fortement réduit s'ils ont été cultivés trop longtemps, ou dans des conditions non naturelles, ou stockés pendant un certain temps, ou non utilisés lorsqu'ils étaient frais ou soumis à de fortes variations de température. Toutefois, s'ils sont issus d'une agriculture biologique, avec par exemple le label Demeter® ou Nature et Progrès, s'ils sont consommés peu de temps après leur récolte et non soumis à des variations de température extrêmes, leur force curative est immense ! Le rituel chamanique décrit au début du Chapitre 4 peut encore en renforcer l'effet. Dans les affections graves ou de longue durée, veuillez toujours informer le praticien de médecines naturelles qui vous traite car il peut se présenter, au cas par cas, des situations que même le livre le plus complet ne peut mentionner.

Foie/bile : germes de blé, miel, riz complet, pissenlit, ortie, radis, fraise.

Reins : fraise, thym (agit contre les inflammations), carotte, avoine, fenouil, concombre, courge/citrouille.

Poumons : avoine, miel, orties, oignon, raifort.

Pancréas : pissenlit, tomates ; pour décharger la fonction qui préside à la formation de l'insuline : topinambours et tisane de cosses de haricots.

Estomac : pissenlit, tomates, (jus de) chou blanc fraîchement préparé, anis, blé, pommade de silicea.

Métabolisme en général : courge, oignon, ail, carotte, chou blanc, (jus de) choucroute, boisson lactofermentée au moût de pain (Kanne Brottrunk®), grain fermenté (Fermentgetreide®), miel.

Intestins/digestion : kéfir, yaourt, boisson lactofermentée au moût de pain (Kanne Brottrunk®), jus de choucroute, pommade de silicea, miel.

Psyché : millepertuis, mélisse, ail, valériane, boisson lactofermentée au moût de pain (Kanne Brottrunk®), avoine.

Elimination de la radioactivité et guérison des maux entraînés : miso, laitue pommée, orties, boisson lactofermentée au moût de pain (Kanne Brottrunk®).

Adresses

Les Editions Windpferd Verlag en Allemagne possèdent une liste internationale, constamment réactualisée, de Maîtres de Reiki, et se font un plaisir de vous la faire parvenir dès réception d'une enveloppe de format A5, affranchie et adressée à votre nom (pour les adresses extérieures à l'Allemagne, joindre un bulletin de réponse international) :

Windpferd Verlag
"Reiki Hausapotheke"
(Reiki et remèdes familiaux)
Postfach
D-87648 Aitrang

Achevé d'imprimer en avril 1996
sur les presses de la Nouvelle Imprimerie Laballery
58500 Clamecy
Dépôt légal : avril 1996
Numéro d'impression : 604023

Imprimé en France